人工智能应用于肿瘤治疗的理论与实践丛书

Theory and Practice of Artificial Intelligence in Radiation Oncology

人工智能应用于
肿瘤放射治疗的理论与实践

主　编　张文学

天 津 出 版 传 媒 集 团

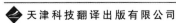

天津科技翻译出版有限公司

图书在版编目（CIP）数据

人工智能应用于肿瘤放射治疗的理论与实践 / 张文
学主编.—天津：天津科技翻译出版有限公司, 2022.12
（人工智能应用于肿瘤治疗的理论与实践丛书）
ISBN 978-7-5433-4294-1

Ⅰ.①人… Ⅱ.①张… Ⅲ.①人工智能—应用—肿瘤
—放射疗法—研究 Ⅳ.①R730.55-39

中国版本图书馆 CIP 数据核字(2022)第 207984 号

出　　　版：天津科技翻译出版有限公司
出　版　人：刘子媛
地　　　址：天津市南开区白堤路 244 号
邮政编码：300192
电　　　话：(022)87894896
传　　　真：(022)87893237
网　　　址：www.tsttpc.com
印　　　刷：天津海顺印业包装有限公司
发　　　行：全国新华书店
版本记录：787mm×1092mm　16开本　9.5印张　190千字
　　　　　2022年12月第1版　2022年12月第1次印刷
　　　　　定价：98.00元

（如发现印装问题，可与出版社调换）

主编简介

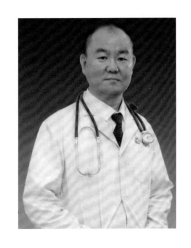

张文学，天津医科大学总医院放射治疗科主任，硕士研究生导师。兼任卫生部医疗援黔专家团核心专家，中国研究型医院学会放射生物与多模态诊疗专业委员会委员，中国医师协会脑胶质瘤专业委员会放射治疗学组委员，中国抗癌协会神经肿瘤专业委员会委员，中国抗癌协会鼻咽癌专业委员会委员，中国医疗装备协会放射治疗装备协会常务委员，天津医师协会放射治疗协会副会长，天津医师协会放射治疗专业委员会副主任委员，天津市抗癌协会神经肿瘤专业委员会常务委员，天津市抗衰老学会普通外科专业委员会常务委员，天津市中西医结合学会临床营养治疗专业委员会委员，天津医学会肿瘤学会委员，天津医师协会精准医疗委员会委员，北京医学奖励基金会肺癌专业委员会常务委员等。擅长头颈部及胸腹部恶性肿瘤，尤其是脑原发性和继发性肿瘤的综合治疗。研究方向为肿瘤的综合治疗和人工智能在肿瘤治疗中的应用。主译《循证肿瘤放射治疗学要点精编》，参译《IASLC胸部肿瘤学（第2版）》《肿瘤的治疗方案与临床研究》，参编《内科疾病疑难病例精解》。发表SCI及中华级论文20余篇，其中SCI论文影响因子大于10分的4篇。

编者名单

主　审
　　　　王俊杰

顾　问
　　　　王　平

主　编
　　　　张文学

副主编
　　　　王克强

编　者　（按姓氏汉语拼音顺序）
　　　　陈　杰　简建波　王　鹏　王克强　吴　君
　　　　杨金亮　张弘扬　张文学　张鑫山

序言一

  随着我国人口老龄化进程的加速,多种疾病的发病率大幅攀升,其中癌症是威胁国民健康的重要元凶之一,对经济、医疗体系和患者都构成了巨大威胁。健康中国行动将癌症防控放在重要位置,通过加强预防、筛查、早诊早治、规范化诊疗等措施,我国的癌症防治体系正在逐渐完善。天津医科大学是以临床医学为重点学科的双一流大学,天津医科大学总医院作为天津医科大学附属医院,均注重医教研防一体化综合发展,一直将肿瘤预防、诊疗工作放在重要位置。

  肿瘤是老年人的高发疾病,多数肿瘤主要发病年龄集中在65岁以上。老年肿瘤患者更需要早期诊断和早期治疗。选择各种抗癌手段时还要遵循老年医学的基本原则,考虑老年人身体功能弱、多伴有内科疾病等特点。老年肿瘤患者的处理要尽量避免可能的副作用,要根据患者情况选择合适的治疗策略和治疗手段,以达到有效根治、提高生活质量或延长生存期的目的。

  放射治疗作为肿瘤治疗的利器,具有肿瘤治疗效果好、无创伤的特点,一直在老年肿瘤治疗中发挥着非常重要的作用。提高老年患者放射治疗效率与疗效的精准预测离不开科技的进步,尤其是人工智能的助力。

  本书是国内第一本将人工智能融入放射治疗学的书籍,不仅包含张文学教授团队的临床经验,还涵盖了国内外此领域的最新研究成果。本书从人工智能的基本理论出发,使读者了解人工智能和机器学习的基础知识和基本方法,对人工智能在治疗决策、多模态影像处理、自动靶区勾画、自动计划设计、自动质量保证、放射治疗运动管理、疗效预测等多个放射治疗环节的应用进行阐述,既有基本理论和最新进展,又通过具体实例的介绍使读者更易掌握机器学习的应用方法,同时探讨了人工智能在放射治疗应用中所面临的挑战和未来的潜力。相信本书的出版能对放射肿瘤学和相关学科的发展起到推动作用。

天津医科大学校长
天津医科大学总医院党委书记
天津市老年病学研究所所长

序言二

　　放射治疗是肿瘤治疗的重要手段之一，约70%的恶性肿瘤患者在治疗的不同阶段需要接受放射治疗。天津医科大学总医院放射治疗科在新中国成立初期就率先开展工作，20世纪80年代初独立建科，历经多年发展，逐步形成医教研一体化基地。目前，放射治疗科引进了一系列国际一流的治疗设备，开展了多项国内领先技术，包括深吸气屏气（DIBH）辅助下的立体定向放射外科治疗技术、前列腺癌3D打印模板辅助后装插植等。

　　以人工智能为代表的新一代信息技术的蓬勃兴起对很多学科尤其是医学产生了深远影响。目前人工智能已在肿瘤放射治疗的多个环节（包括自动靶区勾画、自动计划设计等方面）发挥重要作用，提高了工作效率与治疗的精准性。

　　神经系统立体定向放射外科是神经外科学与放射肿瘤学的交叉学科，已发展了半个世纪，对于颅内病灶尤其是功能病灶毁损可以达到外科切除效果。目前，对于不同部位、不同性质的病变，放射外科的剂量仍有很多差异，放射后改变也不尽相同，因此治疗前需要综合考虑患者因素、病变因素、影像因素、治疗设备等多个方面，才能使患者获益最大化。这种需要挖掘海量数据以形成个体化治疗方案的情况正是人工智能的用武之地。目前，人工智能已在放射神经外科专业综合分析和治疗决策方面发挥了重要作用。

　　张文学教授长期进行精准放射治疗的临床和相关研究工作，将人工智能和精准放射治疗进行深度融合，使患者得到个体化治疗，同时大大提高了工作效率，实现了智能化放射治疗。其团队在临床实践的基础上，总结经验完成了本书，其内容不仅包括精准放射治疗和人工智能的基本理论知识，更将人工智能在肿瘤诊断、肿瘤分期、放射治疗方案决策、多模态影像处理、自动靶区勾画、自动计划设计、自动质量保证、放射治疗运动管理和疗效预测等多个放射治疗关键环节的具体应用进行阐述，内容深入浅出，理论和实践并重。相信本书会对从事立体定向放射外科和放射治疗学的同道大有裨益。

天津医科大学总医院院长

前　言

人工智能是利用计算机算法得到一种以与人类智能相似的方式做出反应的智能机器。随着算法的发展和大数据时代的到来,人工智能飞速发展,并影响了人类社会的各个领域。人工智能赋能医疗健康领域成为大势所趋,智慧医疗已成为当前研究的热点。近些年来,恶性肿瘤发病率呈现不断上升的趋势,迫切需要人工智能在肿瘤诊疗方面贡献力量。人工智能已显示出巨大的潜力,如在肺小结节良恶性病变诊断方面,人工智能的诊断准确性可以媲美影像学专家,从而大大提高了肺癌早期筛查的效率;在肿瘤治疗方面,IBM公司的沃森肿瘤(WFO)给出的治疗建议与纪念斯隆-凯特琳癌症中心顶级专家团队方案的符合度在90%以上,可以辅助医生制定合理的治疗方案。

放射治疗作为肿瘤治疗的重要手段之一,随着调强技术和影像引导技术的发展,已进入精准放射治疗阶段,在肿瘤治疗中的作用和地位日益突出。然而,精准放射治疗是一个复杂的多环节过程,包括放射治疗决策、模拟定位、靶区及危及器官勾画、放射治疗计划设计及评估、放射治疗质量控制、放射治疗实施及随访,任何环节的失误都将对治疗效果产生不利影响,而保证各环节的精准需要专业的知识、繁重的劳动和大量的时间,如何利用现代计算机技术实现放射治疗自动化和智能化成为临床需要解决的迫切问题。

在精准放射治疗中,人工智能备受青睐,全球多家研究机构进行了深入探索,并成功实现了个体化方案设计、自动靶区和危及器官勾画、自动计划设计、自动质控等。编者长期从事放射治疗临床工作,同时带领团队进行了人工智能和放射治疗的深度融合研究,实现了放射治疗多个关键环节的自动化和治疗的个体化,提高了放射治疗的疗效和工作效率。为进一步推动智能放射治疗的发展,编者在总结实践经验的基础上,借鉴国内外大量同行的研究,编撰完成本书,力求为放射治疗工作者进行智能化研究提供帮助,为从事人工智能研究和开发的工程技术人员提供参考,为希望了解放射治疗最新进展的人们提供渠道。

本书共分为6章。第1章概述了放射治疗的发展和挑战、人工智能基础及其在医疗领域中的应用,并归纳总结了人工智能时代放射治疗的发展趋势;第2章介绍了人工智能的内涵和常用的算法模型;第3~5章阐述了人工智能在肿瘤临床中的具体应用，即人工智能在肿瘤放射治疗决策中的应用、在肿瘤放射治疗全流程中的应用、在肿瘤放射治疗预后中的应用，对每种应用形式，力求从模型原理、基本流程、评价指标、最新进展、典型的临床应用等几个维度展开说明；第6章展望了人工智能在肿瘤放射治疗中的应用前景，随着算法的进一步发展和大数据的实现，基于人工智能的智慧化放射治疗将开启放射治疗新的时代。

本书编写历时1有年余，期间得到了天津医科大学总医院领导的关心和鼓励。国内放射治疗界知名专家王俊杰教授和王平教授耗费大量心血进行审阅和修改，没有他们的辛勤工作很难完成本书。同时，天津科技翻译出版有限公司的工作人员，特别是李金荣老师为本书的审校付出了大量劳动。对于他们的支持，在此表示衷心感谢。

由于编者学术水平、思维方式、专业程度的限制，加上时间仓促，尽管已经十分努力，但仍难免存在遗漏和不当之处，敬请读者批评指正。

2022 年 10 月

目　录

第1章　绪论 ……………………………………………………………………… 1

　　第一节　放射治疗的发展和挑战 ……………………………………………… 3

　　第二节　人工智能基础及在医疗领域中的应用 ……………………………… 8

　　第三节　人工智能时代的放射治疗 …………………………………………… 13

第2章　人工智能的技术基础 …………………………………………………… 17

　　第一节　机器学习 …………………………………………………………… 19

　　第二节　深度学习 …………………………………………………………… 35

　　第三节　Python语言概述 …………………………………………………… 45

第3章　人工智能在肿瘤放射治疗决策中的应用 ……………………………… 51

　　第一节　人工智能在肿瘤诊断与分期中的应用 ……………………………… 53

　　第二节　人工智能在放射治疗方案决策中的应用 …………………………… 60

第4章　人工智能在肿瘤放射治疗中的应用 …………………………………… 67

　　第一节　人工智能在放射治疗多模态图像处理中的应用 …………………… 69

　　第二节　人工智能在靶区及危及器官自动勾画中的应用 …………………… 78

　　第三节　人工智能在放射治疗计划自动设计中的应用 ……………………… 89

　　第四节　人工智能在放射治疗质量保证中的应用 …………………………… 97

　　第五节　人工智能在放射治疗运动管理中的应用 …………………………… 102

第5章　人工智能在肿瘤放射治疗预后中的应用 ……………………………… 117

　　第一节　肿瘤放射治疗疗效的常用评价指标 ………………………………… 119

　　第二节　肿瘤放射治疗疗效的预测 …………………………………………… 120

　　第三节　肿瘤放射治疗常见并发症的预测 …………………………………… 125

第6章　人工智能在肿瘤放射治疗中的前景展望 ……………………………… 131

索引 ……………………………………………………………………………… 137

第 1 章
绪 论

　　放射治疗是肿瘤治疗的重要手段,随着设备的发展和技术的进步,其精准性不断提升,在增进疗效的同时降低了不良反应的发生率和严重程度。精准放射治疗复杂的流程和质量保证工作需要耗费大量的时间和精力,个体化自适应放射治疗对时效性和智能化提出了更高的要求。面对这些挑战,以机器学习为代表的人工智能技术给出了新的解决方法,通过构建大数据平台,将人工智能深入融合到放射治疗的全流程,提高自动化、精准化水平,实现快速决策、高效实施及精准预后预测。本章将简单回顾放射治疗的发展历程及目前所面临的瓶颈,概述人工智能的基本理论,并简要陈述人工智能在放射治疗诸多方面的应用。

第一节 放射治疗的发展和挑战

放射治疗是恶性肿瘤治疗的三大手段之一,主要利用放射线破坏肿瘤细胞的 DNA,使其失去增殖能力,从而达到杀灭肿瘤的目的,其发展至今已有一百多年的历史。从 1895 年伦琴发现 X 射线,到 1896 年美国医生埃米尔·格鲁伯使用 X 射线治疗第 1 例晚期乳腺癌患者,再到 1913 年 X 射线管研制成功,直至 1922 年生产出深部 X 射线治疗机,利用 X 射线进行放射治疗的技术逐渐走向成熟。另一方面,居里夫妇于 1896 年发现了镭,1899 年用镭治愈第一例皮肤癌患者,开启了利用放射源进行放射治疗的时代[1]。其后的几十年间,随着 X 射线放射治疗设备和放射源设备的推陈出新,放射治疗技术不断进步,放射治疗在肿瘤治疗中的作用和地位日益凸显。

一、放射治疗的发展

一百多年来,放射治疗技术取得了巨大进步,根据发展历程,大体可分为 3 个阶段,如图 1-1 所示。

(一)早期放射治疗

肿瘤放射治疗在 20 世纪初期主要使用低能 X 射线(KV 能级)和放射性元素镭治疗肿瘤[2]。受限于当时的设备和技术,所使用的 X 射线能量低,造成射线穿透深度很浅。当采用放射性镭治疗肿瘤时,需要人工近距离操作,但当时的放射防护条件很

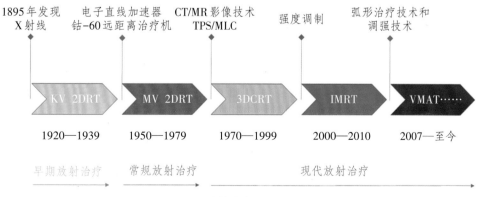

图 1-1 放射治疗发展历程。

差,使工作人员无辜受照。

早期的放射治疗主要针对一些表浅或放射源易接近的肿瘤,例如皮肤癌、宫颈癌、良性疾病等。虽然有很大的局限性,但放射线作为杀灭肿瘤细胞的一种新兴手段得到了高度认同,并在临床上建立了每天放射治疗1次,每次1.8~2.0Gy,每周5~6次,6~7周内照射60~70Gy总剂量的时间-剂量分割模式。

(二)常规放射治疗

20世纪50年代,钴-60远距离治疗机和电子直线加速器的研制成功开创了高能射线治疗深部恶性肿瘤的新时代[3]。在放射治疗的剂量深度和剂量分布得到改善的同时,X射线模拟定位设备也开始进入临床,从而使放射治疗的范围逐渐扩展到了全身各部位肿瘤。相比早期放射治疗,疗效得以提高,放射引起的损伤有所降低。

常规放射治疗主要在X射线模拟定位设备下确定病灶的大体范围,然后通过钴-60远距离治疗机或电子直线加速器实施照射,由于只是二维定位和治疗,肿瘤的定位精度不高,无法实施多野、多线束的聚焦式照射。如果正常组织与肿瘤邻近或交叠,则很难在根治肿瘤的同时保护正常组织。因此,在常规放射治疗时代,人们留下的印象是放射治疗在肿瘤综合治疗中是一个不可或缺的手段,但它只是一个辅助手段。

(三)现代放射治疗

20世纪70年代,随着计算机的应用和计算机断层扫描(CT)、磁共振成像(MRI)的出现,放射治疗得到了突飞猛进的发展。人们制造出了三维治疗计划系统(TPS)和多叶准直器(MLC),由此实现了三维适形放射治疗(3DCRT),放射治疗由常规二维照射进入三维适形的崭新时代。后来又出现了可调节X射线强度的多叶准直器,使调强放射治疗(IMRT)开始进入临床。最近十年间,放射治疗发展迅速,涌现了立体定向放射外科(SRS)、容积旋转调强放射治疗(VMAT)、图像引导放射治疗(IGRT)、质子及重离子放射治疗等各种放射治疗新技术。新技术的特点在于精准照射,从而实现治疗增益比最大化,即最大限度杀灭肿瘤细胞,并尽可能保护周围正常组织,从而使放射治疗从原来的肿瘤治疗辅助手段变为多数肿瘤患者首选的根治治疗手段。

二、放射治疗在临床肿瘤治疗中的作用

自20世纪70年代以来,恶性肿瘤发病率一直呈上升趋势,已严重威胁人们的生命健康。据统计,目前我国癌症总发病率约为186/10万,癌症总死亡率约为106/10万[4]。虽然肿瘤的治疗方法越来越多,但手术、放射治疗和化学治疗依然是3种最有

效的治疗手段。

据国内外文献统计,50%~70% 的恶性肿瘤患者需要接受放射治疗,不同的肿瘤病情、不同的体质、不同的治疗目的选择的放射治疗方式是不同的。

(一)根治性放射治疗

根治性放射治疗以完全治愈为目的。早期鼻咽癌、精原细胞瘤、淋巴瘤等,完全可以通过放射治疗达到治愈,从而使患者获得长期生存;对早期喉癌、舌癌、前列腺癌等,放射治疗与手术治疗效果相当,但能够保留器官功能,从而在保证生存时间的同时提高患者的生存质量。

(二)辅助性放射治疗

辅助性放射治疗主要是配合其他肿瘤治疗方法,弥补彼此的不足,提高治疗效果。如配合手术形成术前放射治疗、术中放射治疗及术后放射治疗。术前放射治疗可缩小原发癌灶,使原来不适合手术的患者能够手术,并降低术中肿瘤播散率,提高术后生存率,这在局部晚期食管癌、直肠癌及乳腺癌中都较为常用。术中放射治疗是对手术中暴露出来但不能切除的肿瘤或淋巴引流区进行放射治疗,杀灭肿瘤但不增加手术风险,目前已用于胃癌、肠癌、食管癌、纵隔肿瘤等,取得了较好的疗效。术后放射治疗是在手术后对风险区域进行放射治疗,减少复发和转移,提高局部控制率及患者存活率。对早期乳腺癌患者,保乳术后进行放射治疗可以获得与乳腺癌根治术相当的效果,并且能够完整保留乳房外观,提高患者的生存质量。对肺癌、食管癌、直肠癌、脑瘤等进行术后放射治疗可提高局部控制率。

(三)姑息性放射治疗

姑息性放射治疗是利用放射治疗对肿瘤导致的急症进行控制,减轻患者的痛苦,提高患者的生活质量。对骨转移导致的疼痛、颅内转移导致的颅内压升高、肿瘤压迫气管导致的呼吸困难、上腔静脉压迫综合征等,放射治疗都有很好的缓解作用。

三、放射治疗面临的挑战

现代放射治疗技术已发展至精准放射治疗阶段,即最大限度地将放射线剂量集中到计划靶区内,在杀灭肿瘤细胞的同时,保护周围正常组织和危及器官(OAR)少受或免受不必要的照射。然而,精准放射治疗是一个复杂的多环节流程(图1-2),包括放射治疗决策、模拟定位、靶区勾画、放射治疗计划、放射治疗质控及放射治疗实施,任何环节的误差都将对结果产生影响,而保证各环节的精准需要专业的知识及繁重

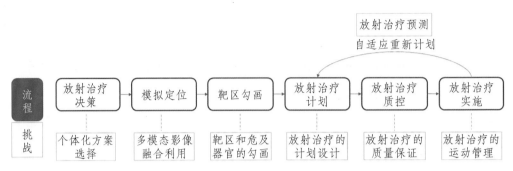

图1-2　放射治疗流程和各环节面临的挑战。

的劳动,这正是目前精准放射治疗所面临的最大问题,下面就各个环节面临的挑战进行具体介绍。

(一)个体化放射治疗方案的选择

标准化放射治疗方案虽然有循证医学证据支持,适合多数患者,然而个体间在病理、细胞、分子水平上存在差异,因此需要根据患者的具体情况制订个体化放射治疗方案。虽然目前已经可以得到大量分子功能影像、病理、基因学信息,但仍缺乏有效的手段进行全面评估,个体化放射治疗方案在临床中尚未实现。

(二)多模态影像处理

放射治疗模拟定位过程中可能会用到CT、MR、PET等多模态影像,不同的影像可以互相完善,实现优势互补,从而更加精准地确定肿瘤区及高风险区。然而,一些患者因体内植入金属材料而无法接受MR检查,利用CT图像预测MR中蕴含的信息是一种解决方案,但该方法的准确度还存在挑战。放射治疗过程中利用锥形束CT(CBCT)获得的影像不仅可用于摆位误差的修正,还可评估肿瘤和关键结构在治疗进程中的变化。然而,锥形束CT的图像质量欠佳,如何提升图像质量从而用于自适应放射治疗是目前研究的热点。

(三)靶区和危及器官的勾画

目前的临床放射治疗中,靶区和危及器官的轮廓是由医生手动勾画得到的,这依赖于肿瘤放射治疗医生储备的知识及具备的能力,同时医生的经验、精力、状态等诸多因素也会影响勾画结果,这就导致不同医生之间的勾画存在较大差异,而勾画质量将直接影响放射治疗计划的准确度,因此临床中迫切需要标准统一的高水平勾画。另外,手动勾画耗时耗力,效率较低,占用了放射治疗医生大量的时间和精力。所以临床上更倾向于使用自动化勾画方法,以提高效率和同质化水平。

（四）放射治疗计划设计

放射治疗计划的设计过程实际上是一个多目标优化过程,靶区的剂量目标和多个危及器官的剂量约束往往是相互制约的,设计者需要根据自己的经验进行多次尝试和优化才能找到最优的平衡,这种试错调整的过程需要耗费大量的时间和精力,而且计划的质量很大程度上依赖于设计者的经验和花费的时间。因此,同靶区勾画类似,放射治疗计划设计也面临着提高效率和同质化水平的挑战。

（五）放射治疗的质量保证

质量保证(QA)和质量控制(QC)是精准放射治疗的基础,这些工作不仅包含放射治疗设备的日检、周检、月检和年检,还包括放射治疗计划的剂量验证、误差辨识等,物理师需要付出大量的时间和精力来完成质控工作,因此迫切需要自动质控工具的辅助。

（六）放射治疗的运动管理

在精准放射治疗中,靶区和危及器官的运动管理是一大难题,运动容易引起靶区的欠量和正常组织的超量,从而降低治疗增益比,精确的运动管理对于精准放射治疗和提升放射治疗疗效有重要意义。

（七）放射治疗预后预测

对精准放射治疗来说,有必要深度考量患者的临床体征、基因信息、放射治疗方案等多种因素的内在联系和潜在作用,得到更加个性化的精确预后结果,使之与治疗形成更好的反馈机制,这对于治疗方案的适时调整及相关并发症的抑制具有重要作用,对于远期生存率的提升也会大有裨益。然而,处理患者多因素之间的非线性关系仍然是目前临床中的难点。

小结

一百多年来,放射治疗设备不断更新,其精准度、稳定性和可靠性持续提高。放射治疗技术飞速发展,新技术不断涌现,使放射治疗在肿瘤治疗中的作用日益凸显。但现代精准放射治疗的实施是一个多环节、多步骤的复杂流程,任何环节出现问题都将影响放射治疗效果,而保证各环节的精准完成需要专业的知识、繁重的劳动和大量的时间。在现代放射治疗过程中,个体化放射治疗方案的选择和预后预测、多模态影像处理、靶区和危及器官的自动勾画、放射治疗计划的自动设计、放射治疗质控自动化及放射治疗中的运动管理都是亟待解决的问题。

第二节　人工智能基础及在医疗领域中的应用

自古至今,人类就一直梦想用机器来代替人的部分脑力和体力劳动,以提高人类征服自然的能力。直到20世纪40年代,电子计算机的出现为人类实现这一梦想提供了物质基础。与此同时,各种基于数学逻辑的理论模型相继提出,这一切都为人工智能学科的诞生奠定了理论和现实基础。经过几十年的发展,人工智能经历了从早期专家系统到基于统计学的机器学习再到深度学习,已经渗透到我们生产生活的各个领域,为人类的发展做出了巨大贡献。

一、人工智能的概念

"人工智能"(AI)一词最早由美国数学家麦卡锡提出,旨在利用计算机来模拟人类的某些思维过程和智能行为(如学习、思考、推理、规划等)。人工智能涉及计算机科学、神经科学、统计学、仿生学、心理学等多门学科。它试图掌握智能的实质,并生产出一种与人类感知方式相似的智能机[5]。人工智能虽然不是人类的智能,但是能像人脑一样思考,甚至超过人类的智能。

至今人工智能还没有一个公认的准确定义。目前比较专业的解释为尼尔森提出的"人工智能是关于知识的科学",即人工智能是研究知识表示、知识发现和知识应用的科学。就其本质而言,人工智能是研究如何制造出智能计算机或智能系统,来模拟人类智能(人脑感知)活动的能力,以延伸人类智能的科学。具体而言,人工智能就是将人脑感知的理论构建成相应的数学模型,再通过计算机实现模型,最后将输出结果反馈给人脑感知以判断整体模型的性能。这种计算机系统具有模拟人类智能的功能,如图1-3所示。

随着人们对计算机科学的期望越来越高,要求它解决的问题也越来越复杂,传统的人工智能渐渐无法满足人们的需求,于是有人提出了一个新的思路——让机器自己去学习。机器学习(ML)就是用算法解析数据,不断学习,对世界中发生的事做出判断和预测的一项技术。它不需要研究人员亲手编写软件、让程序完成特殊任务,而是用大量的数据和算法"训练"机器,让机器学会如何执行任务。机器学习是一种实现人工智能的方法,是人工智能的一个子集。

　　随着图形处理单元(GPU)的出现和计算机运算能力的提高,机器学习中的神经网络算法得以蓬勃发展,人们加入了更多的隐藏层,并对神经元的连接方法和激活函数等做出相应的调整,逐步形成了深度学习(DL)。深度学习高效地实现了各种任务,使得所有的机器辅助功能都变为可能。深度学习是一种模拟人脑进行分析学习,并模仿人脑的机制来解释数据的机器学习技术,是机器学习的一个子集。人工智能、机器学习和深度学习的关系如图1-4所示。

二、人工智能的发展阶段

　　人工智能最早的探索可以追溯到公元前4世纪,古希腊哲学家亚里士多德提出了形式逻辑的一些主要定律,并基于三段论创立了演绎推理学说。此后数百年间,许多逻辑学家和神学家试图制造出能解决各种问题的通用逻辑机。直到17世纪,法国数学家帕斯卡研制出世界上第1台会演算的机械加法器并获得实际应用,人类才在计算

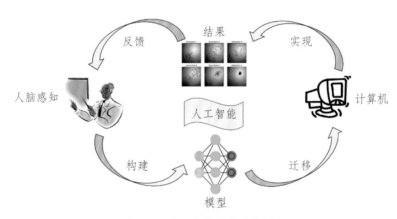

图1-3　人工智能概念示意图。

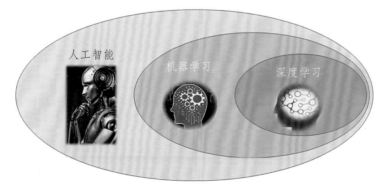

图1-4　人工智能、机器学习和深度学习的关系示意图。

机制造方面迈出了开拓性的一步。随后,德国数学家和哲学家莱布尼茨将"数学符号"引入加法器中,制成了能进行全部四则运算的计算器。他还提出了逻辑机的设计思想,这种由"符号"和"推理计算"构成的思想是机器智能化发展的萌芽,他也因此被后人誉为数理逻辑的第1个奠基人。

现代意义上的人工智能学科诞生于1956年的达特茅斯会议,之后人工智能经历了2次低谷期和3次发展期再到现在的暴发期,如图1-5所示。

(一)第1次发展:1956—1976年

这是人工智能的黄金时期,大量的资金用于支持这个学科的研究和发展。1959年麦卡锡发明的表(符号)处理语言LISP成为人工智能程序设计的主要语言,至今仍被广泛采用。这一时期有影响力的研究包括通用问题求解器,以及采用匹配模板方式来生成回复的聊天机器人ELIZA。1969年首度召开了国际人工智能联合会议(IJ-CAI),这是人类人工智能发展史上的一个重要里程碑,标志着人工智能学科已经得到全世界范围的认可。

(二)第1次寒冬:1976—1982年

由于前期人工智能的出色表现,使得人们开始尝试更具挑战性的任务,提出了很多不切合实际的目标。然而,许多研究并没有达到令人满意的结果。因此,各种批评

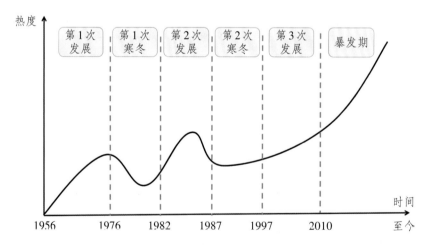

图1-5　人工智能的发展阶段。人工智能的发展阶段包括以下特点:第1次发展,确定了人工智能的概念、逻辑表达和启发式搜索;第1次寒冬,算力不足,计算复杂度高,常识与推理实现难度大;第2次发展,基于规则推理、专家系统和人工神经网络;第2次寒冬,抽象推理的研究减少,基于符号处理的模型遭到质疑;第3次发展,计算性能大幅度提高,以及互联网技术的发展;暴发期,计算性能进一步提高,以及大数据、深度学习技术的广泛应用。

之声涌现出来,美国政府也不再投入更多经费,人工智能进入第 1 次寒冬。这一时期以感知机为代表的早期神经网络并没有取得太多的研究进展。

(三)第 2 次发展:1982—1987 年

经历了数年的低潮之后,有关人工神经元网络的研究取得了突破性的进展。这一时期的兴盛得益于专家系统的流行。1982 年,美国生物物理学家霍普菲尔德提出了 Hopfield 网络,这是一种新的全互联的神经元网络模型。1986 年,美国心理学家罗森布拉特提出了反向传播(BP)学习算法,提高了人工神经元网络的非线性映射能力,成为广泛应用的神经元网络学习算法。

(四)第 2 次寒冬:1987—1997 年

随着人工智能应用规模的不断扩大,专家系统存在的应用领域狭窄、缺乏常识性知识、知识获取困难、推理方法单一、研发成本过高等缺点逐渐凸显,使之在商业上很难获得成功,人工智能再次进入寒冬期。

(五)第 3 次发展:1997—2010 年

互联网技术的发展,加速了人工智能的创新研究,促使人工智能技术进一步走向实用化。这一期间人工智能的主流是机器学习。统计学习理论的发展和支持向量机等工具的流行,使得机器学习进入稳步发展的时期。

(六)暴发期:2010 年—至今

这一时期人工智能进入了深度学习时代。各种深度神经网络模型相继提出,如 AlexNet、GoogLeNet、VGG 和残差网络模块(ResNet),这些深度网络在目标分类中的表现明显优于之前的分类模型。真正让更多人了解深度学习优势的是 2016 年 Google DeepMind 开发的 AlphaGo 以 4∶1 的成绩战胜了人类世界冠军李世石。因此人工智能又一次进入了兴盛期,各路资本竞相投入,甚至国家层面的人工智能发展计划也相继出台。

三、人工智能的研究内容

依据对知识的处理方式可将人工智能的研究分为知识表示、知识获取、知识应用。经过几十年的发展,人工智能已经具有了"知识""学习"和"推理"的显著特征,即通过对知识的获取来模拟人类的思维能力。

(一)知识表示

知识表示就是在机器中采用合适的形式对知识进行描述,使知识符号化、模型化,以便机器可以有效地存储和使用知识,同时也便于人们识别和理解知识。知识表示是知识获取和知识应用的前提和基础,是对知识的一种描述或一组约定,它是一种使计算机接受、用于描述知识的数据结构。从某种意义来讲,知识表示可以看作数据结构及其处理机制的结合:知识表示=数据结构+处理机制。知识表示的主要研究内容包括概念表示、知识表示、知识图谱等。

(二)知识获取

知识获取是指在人工智能和知识工程系统中,计算机如何获取知识的问题,包括狭义知识获取和广义知识获取。狭义知识获取仅指人工知识获取,具体指人们通过系统设计、程序编制、人机交互等方式,使计算机获取知识。广义知识获取除包括人工知识获取外,还包括计算机通过自动或半自动的方式获取知识。在知识获取的过程中,通过机器学习先验知识或从外部环境获取知识,可以对知识库不断地进行更新。知识获取的主要研究内容包括机器学习、搜索技术、智能计算、推理方法等。

(三)知识应用

知识应用是人工智能技术在现实世界中的应用,是人工智能的最终任务,涉及金融、医疗、工业、艺术等各个领域。知识应用的主要研究内容包括自然语言处理、计算机视觉、专家系统、智能控制等。

四、人工智能在医疗领域中的应用

在一次次高潮和低谷的交替中,人工智能在理论和实践方面都取得了长足的进步。尤其是近期,以深度学习为代表的人工智能技术取得了突破性的进展,在计算机视觉、信息检索与推荐、语音识别等方面都取得了骄人的成绩,并逐渐应用于医疗领域各个方面,开启了智慧医疗时代。人工智能技术不但可以有效降低医疗成本,还可以提高医疗效率和医疗服务质量[6]。以下是几个典型的应用方向。

(一)医疗影像智慧诊断

人工智能可用于多种类型的医疗影像,包括CT、MRI、超声、内镜、病理图像等。通过大量数据的学习,建立起来的诊断模型可达到一般医生的水平,从而节省医生大量的时间,并辅助他们提高诊断准确性[7]。

(二)人工智能辅助治疗决策

临床决策时,医生需要根据患者的各种临床信息进行诊断并制订治疗方案。然而,人们面对诸多信息时往往难以甄别,而人工智能辅助的治疗决策系统能够很好地完成任务。如 IBM 公司的沃森肿瘤(WFO)给出的治疗建议与纪念斯隆-凯特琳肿瘤中心顶级专家团队方案的符合度在 90% 以上。

(三)人工智能辅助药物开发

药物开发是一个耗时的过程,而人工智能可以根据目前的研究成果推断可能的目标药物,从而进行药物筛选。这将大大缩短药品开发周期,降低研发成本,为制药业带来一次新的变革。

(四)健康管理

基于人工智能的智能可穿戴设备可以采集人体的生理参数,通过人工智能算法和大数据分析技术,实现对个人健康状况的精确把握,并给予健康要素管理、用药提醒等精准指导,从而提供全方位、全周期的健康服务。

小结

人工智能的飞速发展将影响人类社会生活的方方面面,本节从人工智能的概念出发,阐明了人工智能、机器学习和深度学习的区别和联系,介绍了人工智能的发展过程及主要研究内容,并概述了其在医疗领域中的诸多应用成果。

第三节　人工智能时代的放射治疗

随着计算机运算能力的提高,人工智能发展迅速,多种理论和算法相继涌现,并迅速应用于各个领域。在医疗健康领域,人工智能已取得瞩目成果,并显示出巨大潜力。针对精准放射治疗面临的诸多挑战,人工智能自然成为解决问题的最佳选择之一。近年来,研究者将人工智能技术应用于放射治疗的多个环节,取得了诸多成果,智能放射治疗初具雏形。

智能放射治疗是将人工智能应用于现代精准放射治疗过程中,以提高肿瘤放射治疗诊治效率和降低人为因素的不确定性为目的,实现个体化、快速化、精准化的放射治疗。人工智能替代放射治疗医务工作者进行靶区勾画、计划设计、质量控制等重复性强、劳动量大、耗时长的放射治疗工作,并辅助完成放射治疗决策、预后预测等人工难以精准完成的工作[8],归纳起来包括以下几个方面。

一、人工智能在肿瘤放射治疗决策中的应用

根据患者的病理学、基因学、影像学及临床信息,通过组学技术挖掘肿瘤的生物学特征,判断患者是否能从放射治疗中获益,以及应该采取的放射治疗技术和剂量分割模式。

二、人工智能在肿瘤放射治疗中的应用

在肿瘤放射治疗中,基于人工智能的多模态图像处理、靶区和危及器官的自动勾画、放射治疗计划自动设计、放射治疗自动质控、放射治疗中的运动管理都是近几年研究的热点。目前,基于深度学习的自动勾画和自动计划已基本可以满足临床需求,大大提高了效率和同质化水平,为现代放射治疗面临的挑战提供了应对策略。

(一)多模态图像处理中的应用

多模态影像可以提供更多信息,有助于精准确定肿瘤区和高风险区,但一些患者缺少MRI影像,利用人工智能技术,可以通过患者的CT图像,在一定程度上预测对应MRI图像中蕴含的信息。锥形束CT图像通常在放射治疗前、放射治疗中或放射治疗后采集,适合替代定位CT图像进行自适应放射治疗计划设计,然而欠佳的图像质量使其难以直接用于靶区勾画和剂量计算,利用人工智能技术,可以有效提升锥形束CT的图像质量,使自适应放射治疗的临床实现更近一步。

(二)靶区及危及器官的自动勾画

精确的靶区及危及器官勾画需要耗费放射治疗医生大量时间,而且由于主观因素、经验、知识等导致不同医生的勾画结果存在差异。基于图谱库(Atlas)的自动勾画虽然已经应用了一段时间,但精度欠佳。近年来,深度卷积神经网络广泛应用于靶区和危及器官的分割,取得较为理想的效果,并迅速形成产品应用于临床中,可支持全身多种危及器官的自动勾画,大大提高了放射治疗医生的工作效率。

(三)放射治疗计划自动设计

放射治疗剂量师需要根据自己的经验进行不断尝试和多重优化才能设计出高质量的放射治疗计划,这个过程要耗费大量的时间和精力,因此自动计划设计成为迫切需求。人工智能的发展使自动计划设计成为可能,不少研究者和多个三维治疗计划系统厂商相继推出基于人工智能的自动计划设计产品,不仅提高了效率,而且有利于提高放射治疗计划的同质化水平。

(四)放射治疗自动质控

质量保证和质量控制是现代放射治疗过程中另一个需要耗费大量时间和精力的环节,人工智能的发展为质控工作的自动化提供了机会。同时人工智能可以从大量的质控数据中进行学习,将经验转化为数据,将数据转化为知识。目前,已在放射治疗计划自动核对、加速器的质量保证、IMRT/VMAT的计划质量保证和误差辨识方面取得了显著成效。

(五)放射治疗中的运动管理

放射治疗中的呼吸运动将影响治疗准确度,从而导致肿瘤控制率(TCP)的下降和正常组织损伤的增加,呼吸运动自适应补偿技术可以跟踪肿瘤的位置,并实时地调整治疗束,达到精准治疗的目的。但常用的体外标记和体内肿瘤运动并非简单的线性关系,而且在跟踪和调整之间存在延迟,利用人工智能的预测能力,可以建立体外标志和肿瘤之间的精准关系,同时预测未来某个时刻的位置,达到补偿延迟的目的。

三、人工智能在肿瘤放射治疗预后中的应用

患者的临床特征、病理、基因、治疗方案等都将影响预后,传统统计学方法的预测准确度尚不能满足临床需求,而借助人工智能和医疗大数据可以实现个体化精准预测,有利于治疗方案的调整,从而提高肿瘤控制率,并降低正常组织并发症概率(NTCP)。

小结

现代放射治疗面临的挑战已非常明确并日渐凸显:精准医疗、个体化放射治疗方案的需求,放射治疗环节的自动化和智能化,最大限度地提高效率和放射治疗同质化水平。而这些正是人工智能同放射治疗结合有望解决的,因此人工智能将在放射治疗中发挥愈发重要的作用。

本章小结

本章首先介绍了放射治疗的发展历程、其在肿瘤治疗中的重要作用及目前所面临的挑战,接着对人工智能的概念、发展阶段、研究内容和在医疗领域中的应用进行了阐述。针对现代放射治疗各环节所面临的挑战,人工智能成为解决问题的最佳选择之一,并已在放射治疗决策、放射治疗自动化及提高同质化水平方面显示出巨大潜

力,大数据和人工智能的发展将使个体化、自动化放射治疗在临床中真正实现,开启智能放射治疗新时代。

(张文学　杨金亮)

参考文献

[1] 李晔雄,汪华.肿瘤放射治疗的历史与发展[J].中国肿瘤,2008,17(9):775-779.

[2] 李晔雄.肿瘤放射治疗学(第5版)[M].北京:中国协和医科大学出版社,2018.

[3] 胡逸民.肿瘤放射物理学[M].北京:原子能出版社,1999.

[4] 郑荣寿,孙可欣,张思维,等.2015年中国恶性肿瘤流行情况分析[J].中华肿瘤杂志,2019,41(1):19-28.

[5] 鲍军鹏,张选平,吕园园.人工智能导论[M].北京:机械工业出版社,2009.

[6] 清华大学人工智能研究院.人工智能发展报告[R].2020.

[7] 李康悦.人工智能及其在医疗领域中的应用现状[J].现代医药卫生,2019,035(012):1823-1826.

[8] 孙建国.数字化智能放疗(第1版)[M].济南:山东科学技术出版社,2019.

第 2 章
人工智能的技术基础

当我们看到一个纹路清晰、瓜脐较小、根蒂弯曲度大的西瓜时,我们能够大概判断出这是一个成熟的西瓜。当我们看到一朵花瓣较长且较宽的鸢尾花时,可以大概判断出这是一朵弗吉尼亚鸢尾花,而不是杂色鸢尾花或山鸢尾花。任何事物都有其自身的特征,而这些特征能够帮助我们区分不同的事物。那么,作为人脑感知的替代者,人工智能如何利用这些特征对不同的事物进行准确分类呢?本章我们通过介绍人工智能的基本研究方法,使读者对人工智能建立全面的认识。具体来说,我们首先对机器学习和深度学习的原理及常见算法做简单介绍,然后通过一个简单的分类实例使读者对人工智能的主要编程语言——Python有一个初步认识。

第一节　机器学习

机器学习,顾名思义就是通过计算机来学习和分析事物的复杂特征,并使其具备或接近人类的学习能力。计算机通过建立自己的学习模型,将无序的输入数据转换成有用的输出信息,从而达到对数据的有效处理[1,2]。机器学习是人工智能的核心,是使计算机具有智能的根本途径,其应用遍及人工智能的各个领域,通常解决的主要问题包括分类、聚类、回归、排序等。机器学习与人类思维模式的比较如图2-1所示。

一、机器学习的一般流程

机器学习的实质是学习外部环境(原始数据),并利用学习到的知识(模型)去预测新的事物(新数据)。具体来说,包括数据收集、数据清洗、特征工程、模型训练和模型评估5个步骤,如图2-2所示。

(一)数据收集

"数据决定机器学习结果的上限,而算法只是尽可能地逼近这个上限",可见数据集在机器学习中的重要性。数据集要具有"代表性",能反映各种特征。因此,数据偏

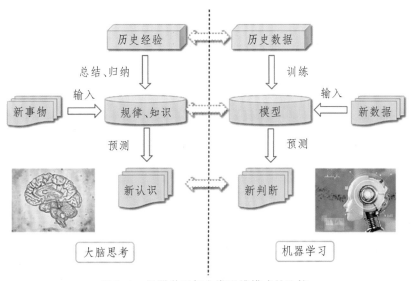

图2-1　机器学习与人类思维模式的比较。

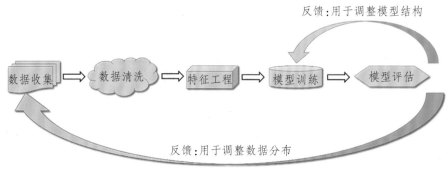

图2-2 机器学习的一般流程。

斜不能过于严重,不同类别的数据数量不要有多个数量级的差距。数据集可以自己创建或从相关数据库中下载相应的数据集。以医学为例,常用的数据库见表2-1。

(二)数据清洗

在收集数据的过程中可能有数据的缺失,为了保证训练结果的可靠需要对缺失的数据进行处理。数据清洗的主要方法有填补缺失值、光滑噪声数据、平滑、删除离群点等。

(三)特征工程

特征工程是使用专业背景知识和技巧处理数据,使得特征能在机器学习算法上发挥更好作用的过程,它直接影响机器学习的效果。特征工程包括三个方面:①特征提取,将任意数据(如文本或图像)转换为可用于机器学习的数字特征;②特征预处

表2-1 部分医学数据集及说明

数据集/下载链接	说明
MEDLINE *http://medpix.nlm.nih.gov/home*	美国国家医学图书馆,包含医学图像、教学案例和临床主题,集成了图像和文本元数据,包括12 000多个患者案例,9 000个主题和近59 000个图像。内容材料按疾病位置(器官系统)、病理类别进行分类,并通过图像分类和图像标题进行分区
OASIS *http://www.oasis-brains.org*	OASIS旨在向科学界免费提供健康人和阿尔茨海默病患者的大脑MRI数据集的项目,有横截面和纵向集两个数据集
MURA *http://stanfordmlgroup.github.io/ competitions/mura*	MURA是目前最大的X线片数据库之一。该数据库包含了源自14 982项病例的408 395张肌肉骨骼X线片
ChestX-ray14 *http://www.kaggle.com/datasets/ni- hchest-xrays/data*	这是一个胸部X线数据集,包含30 805个患者的112 120个单独标注的14种不同肺部疾病的正面胸部X线片。标签是使用自然语言处理从相关的放射学报告中自动提取
LIDC-IDRI *http://wiki.cancerimagingarchive. net/display/Public/LIDC-IDRI*	该数据集共收录了1018例肺部结节研究实例。每个实例中的图像都由4位经验丰富的胸部放射科医生进行两阶段的诊断标注。该数据集由胸部医学图像文件(如CT、X线片)和对应的诊断结果病变标注组成

理,通过一些转换函数将特征数据转换成更加适合算法模型的特征数据过程;③特征选择,指在某些限定条件下,去除相关特征个数,得到一组"不相关"主变量,用于下一步的训练和学习。

(四)模型训练

在训练之前首先应根据数据集和待处理问题的类型对模型进行选择。依据学习的方式,机器学习通常可分为监督学习、无监督学习、半监督学习、强化学习等。例如,输入数据含有对应的目标值时,可以采用监督学习训练模型。但有些研究问题缺少目标值或仅有部分目标值,这时在模型训练时就要考虑无监督学习或半监督学习的方式。

(五)模型评估

模型评估是机器学习的重要一环,其有助于发现所选模型对研究数据的表现性能。机器学习的效果通常从测试结果的有效性、算法复杂度、模型的鲁棒性、可解释性等多个方面进行衡量。有关机器学习模型的评估方法将在本节第3部分中详细介绍。

二、机器学习分类

目前,机器学习依据学习方式进行分类,主要分为监督学习、无监督学习、半监督学习和强化学习。

(一)监督学习

监督学习是利用已知类别的样本对分类器进行优化,使其性能达到所要求水平。在监督学习中,模型的输入是含有类别(标签)的样本。训练时,将模型预测结果与样本的实际类别进行比较,根据两者差异不断地调整模型参数,直到模型的预测结果达到预期的准确性。监督学习应用非常广泛,包括对电子邮件的分类、语音识别、医学图像的分割等。其涉及的算法主要包括朴素贝叶斯法、k最近邻算法、逻辑回归、支持向量机、决策树和随机森林(RF)。下面对每种算法做简要介绍。

1.朴素贝叶斯法

贝叶斯分类是以贝叶斯定理为基础的一系列分类算法的总称,朴素贝叶斯法是其中应用最为广泛的分类算法之一。它的基本思想是对于给出的待分类数据,求解在此项出现的条件下各个输出类别出现的概率,哪个最大,就认为此待分类数据属于哪个类别。朴素贝叶斯法基于一个简单的假定:假设数据对象的各属性(特征)之间相互独立。对于有 n 个特征的一批样本,针对某一组特征的样本分类概率可表示为以下形式。

$$P(B|A) = \frac{P(A|B)P(B)}{P(A)} = \frac{P(A_1|B)P(A_2|B)\cdots P(A_n|B)P(B)}{P(A_1)P(A_2)\cdots P(A_n)} \tag{2-1}$$

A 为样本的特征,A_i 为样本的第 i 个特征,B 为类别。使用该模型对样本分类时,需要计算两个变量,即先验概率分布 $P(B = c_k)$ 和条件概率分布 $P(A|B = c_k, c_k$ 为类标记)。它们可以由原始数据直接计算得到。根据朴素贝叶斯法,一旦完成计算,就可以使用概率模型针对新的数据进行预测。该方法的优点是算法逻辑简单,易于实现,并且对于内存的占用量较小。缺点是对于特征个数较多或特征之间相关性较大的样本进行分类时,效果并不理想。

2. k 最近邻算法

k 最近邻算法(kNN)是一种基本的分类和回归方法,将训练样本数据集和测试数据同时输入模型,根据待测试数据和最近的 k 个训练样本距离的大小,通过多数投票的方式进行预测。kNN 算法有 3 个要素,分别是距离度量、k 的大小和分类规则。在 kNN 中,当训练数据集和 3 要素确定后,相当于将特征空间划分成一些子空间。对于每个训练实例 x_i,距离该测试点比距离其他点更近的所有点组成了一个区域,每个区域的类别由决策规则确定且唯一。对于任何一个测试点,找到其所属的子空间,其类别即为该子空间的类别。

k 的选择会对算法的结果产生很大影响。如果 k 值较小,就相当于用较小邻域中的训练实例进行预测。在极端情况下(如 k = 1),测试实例仅与最接近的一个样本有关,训练误差很小(误差为 0),但如果此样本恰好是噪声,预测的结果就会出错。也就是说,k 值较小可能会产生过拟合现象。如果 k 值较大,就相当于用较大邻域中的训练实例进行预测。在极端情况下(如 k = n),测试实例与全体训练集有关,这会导致所有测试数据的分类结果都相同,造成欠拟合现象。

如图 2-3 所示,已知有红色点和绿色点两类样本,现要判断一个新的样本属于哪一类。如果 k = 3,由于红色点所占比例为 2/3,新样本将被纳入红色点那类。如果 k = 6,由于绿色点比例为 2/3,新样本将被纳入绿色点那类。因此,k 值的选择直接影响输出

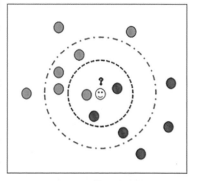

图 2-3 k 最近邻算法。

结果,通常采用交叉验证的方法来选取合适的 k 值。

3.逻辑回归

逻辑回归是一种非线性回归模型,相比于线性回归,在输出处多了一个 Sigmoid 函数(或称为 Logistic 函数)。其函数表示如下[3],

$$g(z) = \frac{1}{1 + e^{-z}} = \frac{e^z}{1 + e^z} \tag{2-2}$$

从图 2-4 可以看出,Sigmoid 函数是一个 S 形的曲线,它的取值在 (0,1) 之间。当 z 趋近于无穷大时,g(z) 趋近于 1;当 z 趋近于无穷小时,g(z) 趋近于 0。因此,逻辑回归相当于把线性函数的输出压缩在 (0,1) 区间。

二分类的逻辑回归模型由条件概率分布 $P(y|x)$ 表示,随机变量 x 取值为实数,随机变量 y 取值为 1 或 0。模型的条件概率分布如下。

$$P(y = 1|x) = \frac{\exp\left(\sum_{i=1}^{n} w_i x_i + b\right)}{1 + \exp\left(\sum_{i=1}^{n} w_i x_i + b\right)} \tag{2-3}$$

$$P(y = 0|x) = \frac{1}{1 + \exp\left(\sum_{i=1}^{n} w_i x_i + b\right)} \tag{2-4}$$

分类时,通过比较上述两式大小,将输入实例分配到概率值大的一类中。逻辑回归就是将输入实例 x_i 的线性回归的加权结果通过 Sigmoid 函数映射到 0~1 之间,加权结果的值越大,概率值就越接近 1,反之则越接近 0。相比于线性回归模型,逻辑回归的输出可以理解为分类为正样本的概率。因此,对输出结果的判断更加客观、准确,

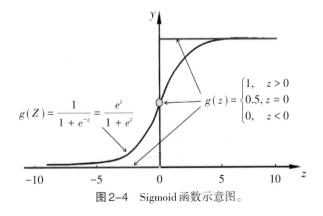

$$g(Z) = \frac{1}{1 + e^{-z}} = \frac{e^z}{1 + e^z} \qquad g(z) = \begin{cases} 1, & z > 0 \\ 0.5, & z = 0 \\ 0, & z < 0 \end{cases}$$

图 2-4 Sigmoid 函数示意图。

且输出为连续值,便于模型参数的计算。

4. 支持向量机

支持向量机(SVM)是一种十分常见的分类器,其核心思路是通过构造分割面(超平面)将数据集进行分类。采用支持向量机分类的关键是寻找一个最优超平面,它能有效地将数据集分为不同类别。支持向量机的基本模型是定义在特征空间上,间隔最大的线性分类器通过将模型转化为一个凸二次规划问题来求解[4]。它在解决小样本、非线性及高维模式识别中表现出许多特有的优势。如图2-5所示,直线a、b、c均可以将样本

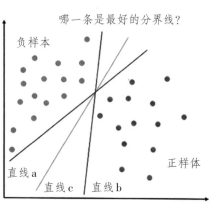

图2-5 不同直线将样本线性分割。

中的红色点和蓝色点分开,但最佳的超平面应该是位于两类训练样本"正中间"的直线c,因为用该直线划分对训练样本局部扰动的"容忍"性最好,该直线被称为超平面(此处为直线)。支持向量机就是通过优化算法,找到最能完成类划分的最佳超平面的一组参数。

支持向量机的分类模型包括线性可分支持向量机、线性支持向量机及非线性支持向量机,其对应的学习方法分别为硬间隔最大化、软间隔最大化和核技巧。此处仅对线性可分支持向量机进行求解超平面参数的推导。

在样本空间中,给定训练样本集 $D = \{(x_1, y_1), (x_2, y_2), \cdots, (x_m, y_m)\}$,其中 $y_i \in \{-1, +1\}$。划分超平面可通过如下线性方程来描述:

$$w^t x + b = 0 \tag{2-5}$$

其中 $w = (w_1, w_2, \cdots, w_m)$ 为法向量,决定了超平面的方向。b 为位移项(截距项),决定了超平面与原点之间的距离。很显然,划分超平面可被法向量 w 和位移 b 共同决定。将该平面记为 l,则任意样本 x 到超平面 l 的距离满足以下公式:

$$d - \frac{|w^t x + b|}{\|w\|} \tag{2-6}$$

其中 w 为法向量,b 为位移项。假设超平面能将训练样本正确地分类,则对于训练样本 (x_i, y_i) 满足以下公式:

$$\begin{cases} w^t x_i + b \geqslant +1, y_i = +1 \\ w^t x_i + b \leqslant -1, y_i = -1 \end{cases} \tag{2-7}$$

上式称为最大间隔假设。$y_i = +1$ 表示样本为正样本，$y_i = -1$ 表示样本为负样本。为了便于计算，两个不等式右侧分别取 $+1$ 和 -1。实际上该公式等价于 $(w^t x_i + b) y_i \geq +1$，其保证了所有训练数据都处于边缘 $(w^t x_i + b) y_i = +1$ 之外，因此被称为硬间隔。位于 $(w^t x_i + b) y_i = +1$ 上的样本点被称为支持向量，如图 2-6 所示。两个异类支持向量到超平面的距离之和 $(d = 2/\|w\|)$ 称为间隔。

求解最优超平面的过程就是求解出满足等式 2-5 中的参数 w 和 b，使得距离 d 最大，即：

$$\max_{w,b} \frac{2}{\|w\|}$$

$$s.t. \left(w^t x_i + b\right) y_i \geq 1, i = 1, 2, \cdots, m \tag{2-8}$$

求解最大化间隔就是求解 $1/\|w\|$ 的最大值，等价于最小化 $\|w\|^2$，所以上式可改写为：

$$\min_{w,b} \frac{\|w\|^2}{2}$$

$$s.t. \left(w^t x_i + b\right) y_i \geq 1, i = 1, 2, \cdots, m \tag{2-9}$$

式 2-9 为支持向量机的基本型。这是一个凸二次规划问题，可以采用拉格朗日乘数法对其对偶问题求解，引入拉格朗日函数为：

$$L\left(w, b, a\right) = \frac{\|w\|^2}{2} + \sum_{i=1}^{m} a_i \left(1 - y_i \left(w^t x_i + b\right)\right) \tag{2-10}$$

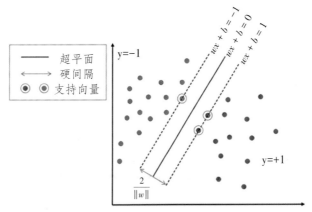

图 2-6　超平面与硬间隔。

此时,将原始问题转化为求解 $\max\limits_{a} \min\limits_{w,b} L(w,b,a)$ 的问题。先分别对 w 和 b 求偏导,并令其为0,可得:

$$\begin{cases} w = \sum\limits_{i=1}^{n} a_i x_i y_i \\ \sum\limits_{i=1}^{n} a_i y_i = 0 \end{cases} \tag{2-11}$$

将其带入拉格朗日函数(式2-10)中消去 w 和 b,可得:

$$\begin{aligned} L(w,b,a) &= \frac{1}{2} w^t w + \sum_{i=1}^{m} a_i - \sum_{i=1}^{m} a_i y_i w^t x_i - \sum_{i=1}^{m} a_i y_i b \\ &= \sum_{i=1}^{m} a_i + \frac{1}{2} w^t w - w^t w \\ &= \sum_{i=1}^{m} a_i - \frac{1}{2} \left(\sum_{i=1}^{m} a_i y_i x_i \right)^t \left(\sum_{j=1}^{m} a_j y_j x_j \right) \\ &= \sum_{i=1}^{m} a_i - \frac{1}{2} \sum_{i=1}^{m} \sum_{j=1}^{m} a_i a_j y_i y_j x_i x_j \end{aligned} \tag{2-12}$$

从而得到对偶问题:

$$\max_{a} \sum_{i=1}^{m} a_i - \frac{1}{2} \sum_{i=1}^{m} \sum_{j}^{m} a_i a_j y_i y_i x_i x_i$$

$$s.t. \sum_{i=1}^{m} a_i y_i = 0, \, a_i \geqslant 0, i = 1, 2, \cdots, m \tag{2-13}$$

将解出的 α 代入等式2-11,可求得 w。因为在支持向量处满足 $(w^t x_i + b) y_i = 1$,因此参数 b 也可求出,求解完成。

由 KKT(Karush-Kuhn-Tucker)条件,可知:

$$\begin{cases} \alpha_i \geqslant 0 \\ y_i f(x_i) - 1 \geqslant 0 \\ a_i (y_i q f(x_i) - 1) = 0 \end{cases} \tag{2-14}$$

可以得出,对于任意的训练样本 (x_i, y_i),若 $\alpha_i = 0$,由等式2-11可知 $w = 0$,此时 α_i 不影响模型的训练;若 $\alpha_i > 0$,则 $y_i f(x_i) - 1 = 0$,也就是 $y_i f(x_i) = 1$,此时该样本一定

在边界上,是一个支持向量。因此,当训练完成后,大部分样本都不需要保留,最终模型仅与支持向量有关。

5.决策树与随机森林

决策树是一种基本的分类与回归方法,其基本结构是树形结构,其中每个内部节点表示一个属性(特征)上的测试,每个分支代表一个测试输出,每个叶节点代表一种分类类别。对于已知的样本数据,每个数据都包括若干个属性和一个类别。决策树实际上就是依据样本的不同属性对新数据做出正确的分类。决策树模型如图2-7所示。

决策树由节点和有向边(分支)组成,节点有两种类型,即内部节点和叶节点。每个内部节点表示一个测试条件,叶节点表示最终分类后的标记(分类结果)。用决策树分类时,从根节点快速对实例的某一特征进行测试,根据测试结果,将实例分配到其子节点;每一个子节点对应该特征的一个取值。然后递归地对实例进行测试和分配,直到叶节点,最后将实例分到叶节点的类中。构造决策树时,节点的选择顺序非常关键,节点顺序不同对分类结果影响很大。通常采用ID3算法(信息增益)或C4.5算法(信息增益率),通过计算每个特征的信息熵,选择信息增益或增益率较大的特征作为根节点,较小的特征作为叶节点。

在采用决策树分类时,并不是叶节点越多分类准确性越高(虽然该节点的样本可能完全属于同一个类)。庞大的决策树会使数据划分得过于琐碎,在学习阶段可能将噪声点考虑在内,从而产生过拟合。通常可用"剪枝"的方法将决策树的复杂度降低,即自下而上删减决策树的分支(每删减一次得到一棵决策树),直到仅剩根节点为止,

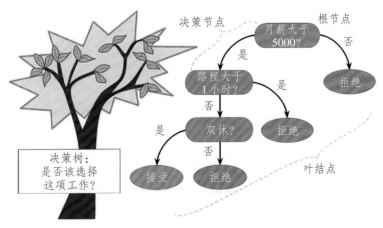

图2-7 决策树分类示意图。

这样可得到k个不同复杂程度的决策树,对每个决策树分别采用评价函数来选择最佳的分类树。

解决过拟合的另一种方法是采用Bagging策略,即自助抽样集成。其基本思想是:①在N个样本里随机抽出一个样本x_1,记录并放回,再抽出第二个样本x_2……这样重复N次,即可得到N个不同的样本集;②针对样本的所有属性(节点),对每个样本集建立分类树;③对N个分类树进行投票,决定数据属于哪一类。为了提高模型的泛化能力,在上述抽样过程中,可以对每个样本集设置不同的样本个数,同样在构建分类树时也可以设置不同的节点个数。这样,利用Bagging策略并基于样本随机和特征随机的方法生成的一批决策树就称为随机森林。随机森林在处理高维度(多特征)数据和降低异常值干扰方面有独特的优点。

(二)无监督学习

与监督学习相对,无监督学习模型的输入是没有被标记的训练样本,在训练时模型试图找到样本隐藏的结构来表达数据集的"共性"。无监督学习的目的是将这些训练数据潜在的结构或者分布找出来。由于提供给模型的是未标记的数据,因此无法直接根据模型预测的准确性进行评估。本节将介绍两种常用的无监督学习方法:K-均值聚类和主成分分析。

1. K-均值聚类

所谓聚类,就是针对特定的样本,依据其特征的相似度(距离),将相似度高的样本聚集为相同的类,相似度低的样本分散在不同的类。K-均值聚类算法是最常用的一种聚类算法。算法的输入为一批样本集(或者称为点集),通过该算法可以将样本进行聚类,具有相似特征的样本聚为一类。针对每个样本点,计算该点与所有中心点的距离,将该点归为距离最短的中心点代表的簇。每次迭代之后,更新每个簇中样本点的均值作为该簇的中心点,然后针对每个样本点,重新寻找距离自己最近的中心点。如此循环,直到前后两次迭代的簇类没有变化。该算法的计算过程如图2-8所示。

K-均值聚类算法是解决聚类问题的经典算法,具有原理简单、容易实现且可解释性较强的优点,在处理大数据集(尤其是服从高斯分布的数据集)时,该算法能保持较高的可伸缩性和高效性。但是,该算法中K值的选择十分重要,通常需要根据先验知识选择合适的值,此外初始中心点的选择对分类结果影响也很大,选择错误的中心点初始值可能会使算法陷入死循环。

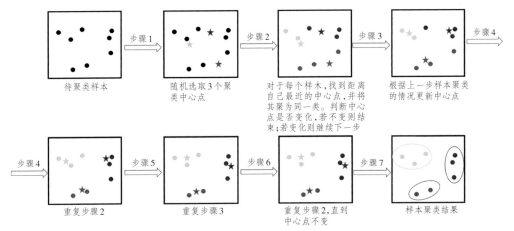

图2-8　K-均值聚类算法聚类过程示意图。

2.主成分分析

主成分分析算法(PCA)是通过正交变换将样本中线性相关的特征转换为线性不相关的特征,转换后的这组特征称为主成分。主成分分析算法在最大限度上保留数据信息量的前提下,尽可能压缩原始特征的个数,故该算法属于一种降维方法。它可以看成是将原始特征向具有最大投影信息量的特征维度上进行投影,经过投影后,维度降低,但信息量损失最小。

主成分分析算法的实现过程本质上是特征矩阵线性变换的过程。假设一批个数为 n 的样本集,每个样本的特征数量为 p 个,该样本特征矩阵可表示为:

$$X(n,p) = \begin{bmatrix} x_{11} & x_{12} & \cdots & x_{1p} \\ x_{21} & x_{22} & \cdots & x_{2p} \\ \vdots & \vdots & \ddots & \vdots \\ x_{n1} & x_{n2} & \cdots & x_{np} \end{bmatrix} \qquad (2\text{-}15)$$

首先,将样本标准化:

$$x_{ij}^* = \frac{x_{ij} - \bar{x}_j}{\sqrt{Var(x_j)}}, i = 1,2,\cdots,n; j = 1,2,\cdots,p \qquad (2\text{-}16)$$

其中, $\bar{x}_j$ 是所有样本第 j 个特征的均值, $Var(x_j)$ 为第 j 个特征的方差。在样本标准化的基础上,计算样本 p 个特征之间的相关系数矩阵 $R(p,p)$:

$$R(p,p) = \begin{bmatrix} r_{11} & r_{12} & \cdots & r_{1p} \\ r_{21} & r_{22} & \cdots & r_{2p} \\ \vdots & \vdots & \ddots & \vdots \\ r_{p1} & r_{p2} & \cdots & r_{pp} \end{bmatrix} \qquad (2\text{-}17)$$

r_{ij} 为第 i 个特征与第 j 个特征的相关系数,即:

$$r_{ij} = \frac{1}{n-1} \sum_{t=1}^{n} x_{ti} x_{tj}, \ \ i,j = 1, 2, \cdots, p \tag{2-18}$$

求出矩阵 $R(p,p)$ 的特征值和其对应的单位特征向量,将特征值从大到小排序,特征值越大,该主成分所包含的原始特征的信息就越多。依据主成分的累积贡献率(前 k 个特征值之和占所有特征值之和的比重)的大小,选取前 k 个特征值($k < p$)对应的单位特征向量作为变换矩阵。将变换矩阵与原始样本特征矩阵相乘,即可得到投影后的新特征矩阵。

$$\begin{bmatrix} y_{11} & y_{12} & \cdots & y_{1n} \\ y_{21} & y_{22} & \cdots & y_{2n} \\ \vdots & \vdots & \ddots & \vdots \\ y_{k1} & y_{k2} & \cdots & y_{kn} \end{bmatrix} = \begin{bmatrix} r_{11} & r_{12} & \cdots & r_{1p} \\ r_{21} & r_{22} & \cdots & r_{2p} \\ \vdots & \vdots & \ddots & \vdots \\ r_{k1} & r_{k2} & \cdots & r_{kp} \end{bmatrix} \cdot \begin{bmatrix} x_{11} & x_{12} & \cdots & x_{1n} \\ x_{21} & x_{22} & \cdots & x_{2n} \\ \vdots & \vdots & \ddots & \vdots \\ x_{p1} & x_{p2} & \cdots & x_{pn} \end{bmatrix} \tag{2-19}$$

上式可以简写为 $Y^T(n,k) = R(k,p) \cdot X^T(n,p)$。由于 k 小于 p,因此转换后的矩阵达到了降低特征维度的目的。主成分分析算法可以有效降低数据的复杂程度和减少指标选择的工作量,极大地提高工作效率。

(三)半监督学习

现在有 100 万张关于不同品种犬类的图像,我们希望将这批图像数据通过分类器检索到包含有波士顿犬的图像。若采用监督学习的方式训练模型,需要得到这 100 万张图像的标注,但将所有图像进行人工标注是非常费时费力的。若采用无监督学习的方式训练模型,则可能无法得到准确的结果。

在实际问题中,收集到海量的无标签样本是很容易的事,但是如果使用特殊设备对这些海量样本进行人工标记是非常昂贵且耗时的。我们获得的实际样本往往包含少量的有标签样本和大量的无标签样本。因此,可以尝试将大量的无类标签样本加入有限的有类标签的样本中一起训练模型,以期改善学习的性能,由此产生了半监督学习。半监督学习避免了数据和资源的浪费,同时解决了监督学习中模型泛化能力不足、无监督学习中模型精确度差等问题。

半监督学习的使用有一定的局限性,它依赖于模型假设的成立。当模型假设成立时,无类标签的样本能够帮助改进学习性能,否则不但会影响学习精度,甚至会使模型退化。如果在有类标签样本中加入大量杂乱无章的无类标签样本,这些没有规律的数据会被视为噪声,严重影响模型的性能。半监督学习依赖的假设有:平滑假设、聚类假设、流形假设。

　　平滑假设是指位于稠密数据区域的两个距离很近且类标签相似的样本。这意味着如果两个输入属于同一簇,则它们相应的输出有大概率会相同,反之亦成立。可以简单理解为相似或相邻样本点的标记也应当相似。

　　聚类假设是指同一聚类中的样本点很大概率具有相同的类别标记。另一种解释是,决策边界所穿过的区域应当是数据点较为稀疏的区域。

　　流形假设是指将高维数据嵌入低维流形中,当两个样本位于低维流形中的一个小局部邻域内,它们具有相似的类标签。流形假设主要关注样本空间的局部特征,利用大量的无标签样本增加样本空间的密度,从而更准确地获取样本的局部近邻关系。

　　半监督分类算法有自我训练、生成式的半监督学习、半监督支持向量机、基于图像的半监督学习和基于分歧的半监督学习。此处我们仅介绍半监督分类中应用较多的自我训练算法。

　　自我训练是一种增量算法,即将预处理后的原始数据分为标记数据和未标记数据,最初使用少量标记数据训练基础分类器。然后,模型迭代地预测未标记样本的标签,通过预测结果的可信程度对样本进行排序,并将置信度较高的样本添加到标记样本集中,作为新的训练集。它使用增强的训练集重新训练基础分类器,并重复该过程直至达到迭代次数或者满足一定收敛标准为止。随着训练集的不断增加,分类器的输出精度也会不断提高。然而,在训练模型时会不可避免地添加错误的标记噪声。在实际应用中,应使用更可靠的信任度量和预定义的置信度阈值来限制错误标记的样本数量。自我训练算法的学习流程如图2-9所示。

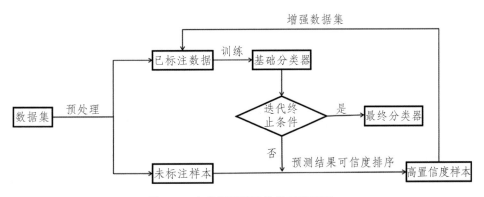

图2-9　自我训练算法的学习流程图。

(四)强化学习

当AlphaGO战胜了世界围棋冠军李世石之后,整个工业界都为之振奋,越来越多的学者意识到强化学习在人工智能领域的卓越表现。与监督学习和无监督学习不同,强化学习并不是基于样本的学习,它是从自己的训练经历中不断学习。在学习初期,强化学习算法会让智能体进行完全随机的操作,通过不断尝试,最后找到实现目的的方法。试错搜索和延迟奖励是强化学习最重要的两个特征。与大多数机器学习方法一样,在训练时智能体并不被告知应该采用哪个动作,而是通过不断尝试来发现能获得最大奖励的动作。

智能体从环境或场景中获得当前的状态和该时刻的奖励,并依据环境状态和奖励返回一个可执行的动作。强化学习系统的基本要素包括智能体、动作、环境、状态和奖励[2]。

智能体。是指可以从环境中学习状态并采取行动的智能个体,例如,AlphaGO就是一个智能体。

环境。是指智能体行走于其中的世界,是智能体执行某些行动的对象。

奖励。是衡量某个智能体行动成败的反馈,是一个标量值,是每个时刻环境根据智能体的行为返回给智能体的信号。奖励定义了在该情景下执行该行为的好坏,智能体可以根据奖励来调整自己的策略。

状态。一个状态就是智能体所处的具体即时状态。

行动。是智能体可以采取的行动的集合。智能体用每个所处的状态和上一状态的奖励确定当前要执行什么行动。

强化学习是目前发展迅速的机器学习方式,特别是将其与深度学习等其他智能方法相结合,在游戏、驾驶、机器人等领域中有很多应用。为了解决模型训练速度慢的问题,开发出基于模型的深度强化学习(qDRL)算法,构建学习环境的动态模型,能够极大地提高采样效率,从而提高学习效率。

三、机器学习模型的评估

机器学习的目的是希望模型输出理想的结果,但实际测试中无法保证100%的准确性。相同的测试数据在不同的学习模型中得到的结果不同。同样,不同的测试数据在相同的学习模型中得到的测试结果也不同。因此,测试数据集和模型评估方法的选择对于客观地评价模型的性能非常重要。

（一）测试数据的选择

样本数据集通常包含训练数据集和测试数据集。在模型训练阶段，训练数据通常作为输入加载到模型中，使模型能够学习其标签或潜在结构。训练好的模型需要通过一个新的测试数据集检验其性能。假设训练数据集和测试数据集来自同一个原始数据集S，且训练集和测试集服从同一个分布，将训练集和测试集从原始数据中划分出来的方法通常有保留法、交叉验证法和随机法。

1.保留法

取原始数据的一部分（约70%）作为训练集，另一部分作为测试集。在测试集上进行模型验证。

2.交叉验证法

将原始数据随机分成k个不相交的子集，每次选取1个作为测试集，剩下的k-1个作为训练集，这样便有k次测试结果。对所有测试结果求平均即可得到模型的最终测试结果。

3.随机法

随机从原始数据中抽取若干数据作为测试集，其余数据作为训练集。重复多次试验，模型的测试结果为所有测试结果的平均值。

（二）模型有效性度量

评估机器学习模型的有效性就是用模型的输出结果与实际结果进行比较，给出一个量化指标以便于衡量学习的质量。模型评估一般可以分为分类、回归和聚类问题的评估。本书仅对分类问题的评估方法进行介绍。

1.混淆矩阵

混淆矩阵也称误差矩阵，是表示精度评价的一种标准格式。其分别统计模型归错类和归对类的样本点个数，然后把结果放在一个 $n \times n$ 的表里展示出来。这个表格就是混淆矩阵。混淆矩阵中有4个主要元素，即TP、FP、FN和TN。

TP：测试样本为正值，且被模型认为是正值的数量，即真阳性数。

FP：测试样本为负值，且被模型认为是正值的数量，即假阳性数。这就是统计学上的第1类错误。

FN：测试样本为正值，且被模型认为是负值的数量，即假阴性数。这就是统计学上的第2类错误。

TN：测试样本为负值，且被模型认为是负值的数量，即真阴性数。

混淆矩阵如表2-2所示,我们希望模型预测的结果越准确越好,所以对应的混淆矩阵的TP和TN越大越好,FP和FN越小越好。混淆矩阵是模型精确度、灵敏度、特异性等评价方法的基础。

2.拓展指标

混淆矩阵里面统计的是分类正确或错误的样本个数,当数据量很大时,仅凭这些统计个数很难衡量模型的优劣。因此,混淆矩阵在基本的统计结果上又延伸了如下5个指标,即准确率、精确率、灵敏度、特异度和F1-Score,如表2-3所示。

小结

机器学习在人工智能的研究中具有十分重要的地位,其基本流程包括数据收集、数据清洗、特征工程、模型训练和模型评估,每个环节都对学习结果产生重要的影响。依据学习方式的不同,机器学习可分为监督学习、无监督学习、半监督学习和强化学习。相比于其他学习方式,监督学习要求数据要有完整的对应标签。学习完成后需要对模型的可靠性进行检验,例如,对于分类问题通常可通过混淆矩阵、准确率、精确率、灵敏度、特异度、F1-Score等指标进行检验。

表2-2　混淆矩阵定义方法

混淆矩阵		真实值	
		正值	负值
预测值	正值	TP	FP
	负值	FN	TN

表2-3　分类模型的常用有效度量指标

	公式	意义
准确率 ACC	$Accuracy = \dfrac{TP + TN}{TP + TN + FP + FN}$	分类模型所有判断正确的结果占总观测值的比重
精确率 PPV	$Precision = \dfrac{TP}{TP + FP}$	在模型预测是正值的所有结果中,模型预测正确所占的比重
灵敏度 TRP	$Sensitivity = Recall = \dfrac{TP}{TP + FN}$	在真实值是正值的所有结果中,模型预测正确所占的比重
特异度 TNR	$Specificity = \dfrac{TN}{TN + FP}$	在真实值是负值的所有结果中,模型预测正确所占的比重
F1-Score	$F1 - Score = \dfrac{2 \times Precision \times Recall}{Precision + Recall}$	综合考虑精确度和灵敏度,其取值范围为0~1,1代表模型的输出结果最好,0代表模型的输出结果最差

第二节 深度学习

上一节所提到的机器学习方法，都属于浅层学习算法。比如支持向量机算法的深度为 2 层，第 1 层是核输出或是特征空间，第 2 层是线性混合的分类输出。本节将介绍基于多层学习算法的深度学习方法。深度学习是机器学习领域一个新的研究方向，其目的是构建可以模拟人脑进行学习和分析的神经网络，并模仿人脑的机制来解释如图像、声音、文本等类型的数据。

一、深度学习的基本原理

大脑认知原理是深度学习原理的基础。以人类视觉认知为例，原始信号（像素）首先由瞳孔摄入视网膜，经视神经传至大脑皮质，大脑皮质的相关细胞发现物体的边缘，然后大脑提取物体的特征（形状、材料等），最后进一步提取物体的细节特征，从而判断出物体的类别。深度学习的思想就是模仿人类大脑的这个特点，构造多层的神经网络，较低层识别数据的初级特征，若干低层特征组成更上一层特征，通过多个层级的组合，最终在顶层做出分类。

信息在神经网络各个层级之间是连续传递的，这种逐层的信息传递使得越来越有用的特征被提取出来。深度学习可以被看作是多级信息的蒸馏操作，信息穿过连续的过滤层，其纯度越来越高（即对任务的帮助越来越大）。

机器学习是通过找到输入数据映射到目标结果的规则来实现目标的分类或回归任务，而深度学习是通过一系列的数据变换（层）来实现输入数据到目标结果的映射[5]。在深度学习中，每层的变换由一组权重（神经元的参数）来实现。因此，深度学习实际上就是为神经网络的所有层找到一组权重值，使得网络能够将每个示例输入并与其目标正确地对应。如何找到合适的权重值？这就需要知道模型输出值和目标值之间的差距，通过它们之间的差异调整模型参数，直到差异值在可接受的范围内。衡量网络输出值和目标值之间差异的函数叫作神经网络的损失函数或目标函数。常用的损失函数有均方误差（MSE）、平均绝对值误差（MAE）和交叉熵损失函数，分别表示为公式 2-20 至 2-22。y_i 和 y_i' 分别表示第 i 个样本对应的网络输出值和目标值。

$$L\left(y,y^{'}\right) = \frac{1}{n}\sum_{i=1}^{n}\left(y_i - y_i^{'}\right)^2 \tag{2-20}$$

$$L\left(y,y^{'}\right) = \frac{1}{n}\sum_{i=1}^{n}\left|y_i - y_i^{'}\right| \tag{2-21}$$

$$L\left(y,y^{'}\right) = -\frac{1}{n}\sum_{i=1}^{n}\left[y_i\log y_i^{'} + \left(1 - y_i\right)\log\left(1 - y_i^{'}\right)\right] \tag{2-22}$$

深度学习的基本技巧是利用这个差异值作为反馈信号来对权重值进行微调,以降低当前样本对应的损失值。这种调节由优化器完成,它实现了反向传播算法,这是深度学习中的核心算法。深度学习的信号传输过程如图2-10所示。

深度学习的工作步骤如下:

(1)步骤1。对神经网络的权重随机赋初始值。由于此时是对输入数据进行随机的变换,因此,网络输出值与目标值的差距可能很大。相应地,损失值也很高。

(2)步骤2。根据损失值大小,利用反向传播算法调整网络每层的参数,从而降低损失值。

(3)步骤3。根据调整后的参数继续计算输出值,以及输出值与目标值的损失值。

(4)步骤4。重复步骤2和步骤3,直到整个网络的损失值达到预设条件,学习结束。

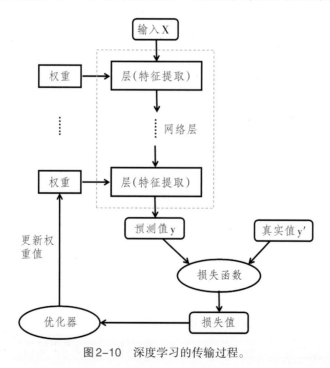

图2-10 深度学习的传输过程。

二、典型的深度学习模型

深度神经网络是一种模拟人脑神经网络以期实现类人工智能的机器学习技术。与人脑类似,神经网络中数据处理的最小单位是神经元,网络根据不同的数据类型和任务的复杂程度可以变换神经元的排列结构。经过每层神经元处理后,数据的深层特征被逐渐挖掘。依据处理任务的不同,研究人员开发出多种类型的神经网络,主要有人工神经网络(ANN)、卷积神经网络(CNN)、生成对抗网络(GAN)等。

(一)人工神经网络

人工神经网络由人工神经元相互连接而成,是模拟生物神经网络进行信息处理的一种数学模型。人工神经元(感知机)的处理模型如图2-11所示。

生物神经元通常有抑制和兴奋两种状态。人工神经元也是如此,当输入信号的加权总和超过某个阈值,神经元进入兴奋状态,否则处于抑制状态。具体来说,一个人工神经元的处理过程包括两步:首先对输入信号 $X = \left[x_1, x_2, \cdots, x_n\right]^T$ 经加权求和,然后通过激活函数(即判断神经元是抑制还是兴奋)得到输出。激活函数是一种非线性函数,它使数据由线性转化成非线性输出,这样可以对非线性可分的数据更好地分类。常用的激活函数见表2-4。

表2-4　常用的激活函数列表

激活函数	表达形式	图形	解释说明
Sigmoid 函数	$f(v) = \dfrac{1}{1 + e^{-v}}$		Sigmoid 函数是平滑的阶梯函数,可导。它可以将任何值转换为0~1的概率,用于二分类。其特点是函数本身及其导数都是连续的
tanh 函数	$f(v) = \tanh(v)$		tanh 函数即双曲正切函数,类似于增大的 sigmoid 函数幅度,将输出值转换为-1~1。其导数取值范围为0~1
ReLU 函数	$f(v) = \max(0, v)$		ReLU 函数即整流线性单元,能够激活部分神经元,增加稀疏性。当 v 小于0时,输出值为0;当 v 大于0时,输出值为 v
Leaky ReLU 函数	$f(v) = \max(av, v)$		Leaky ReLU 函数是 ReLU 函数的一个改进型,α 一般取数范围为0~1。在负数区域内,Leaky ReLU 函数有一个很小的斜率,这样也可以避免 ReLU 函数无法优化的问题

单层感知机的表达能力有限,很难解决复杂问题。于是有学者将多个感知机相连接,形成多层神经网络。多层神经网络具有更好的非线性输出,可以表达更抽象、更丰富、更精准的逻辑或现象。图2-12为多层神经网络结构,包含输入层、隐藏层(在输入层和输出层之间,此处为2层)和输出层。输入层有4个输入神经单元,隐藏层Ⅰ有5个神经单元,隐藏层Ⅱ有3个神经单元,输出层有1个神经单元。

在解决某一具体问题时,网络的输入层与输出层的节点数往往是固定的,主要由输入数据的类型或输出类别决定。比如我们要预测脑梗死发生的概率,需要输入5种数据,分别是年龄、性别、血压、是否吸烟和是否饮酒,此时输入层需要5个神经元,输出层仅需要1个预测概率的神经元。隐藏层是网络设计的关键,通常由多层神经元

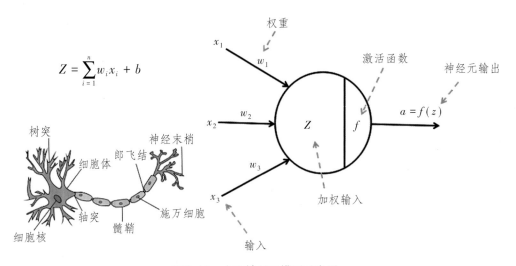

图2-11 人工神经元模型示意图。

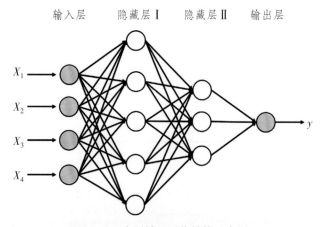

图2-12 多层神经网络结构示意图。

级联构成。理想神经网络既不能层数过少,以避免训练精度不够,也不能层数过多,
从而节省计算机内存开销且避免过拟合。

神经网络的训练是通过反向传播算法实现的,其过程由信号的正向传播与误差
的反向传播两个过程组成。正向传播时,输入信号经过隐藏层的处理后传向输出层。
若输出层输出数据与理想值偏差较大,则将输出误差反向传播。误差按照某种形式
由隐藏层向输入层返回,并"分摊"给隐藏层的所有节点。这些误差信号作为修改各
个节点权值的依据。通过周而复始的迭代,网络各层的权值被不断优化。训练过程
一直进行到网络输出误差逐渐减少到可接受的程度或达到设定的学习次数为止。网
络权值的优化过程如图2-13所示。图2-13A为误差反向传递过程,图2-13B为权值
调整过程。

(二)卷积神经网络

在计算机视觉领域,图像的识别和分类是该领域的热点问题。那么能否采用上

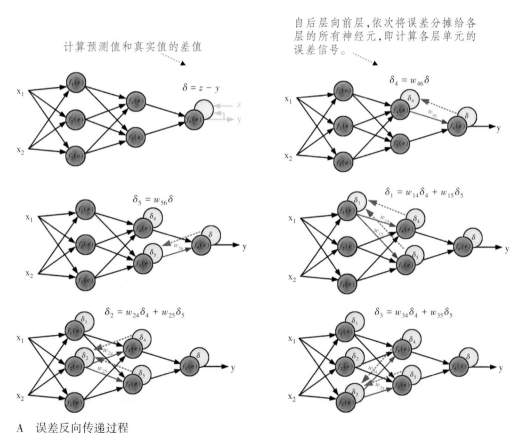

A　误差反向传递过程

图2-13　反向传播算法中网络权值的优化过程(待续)。

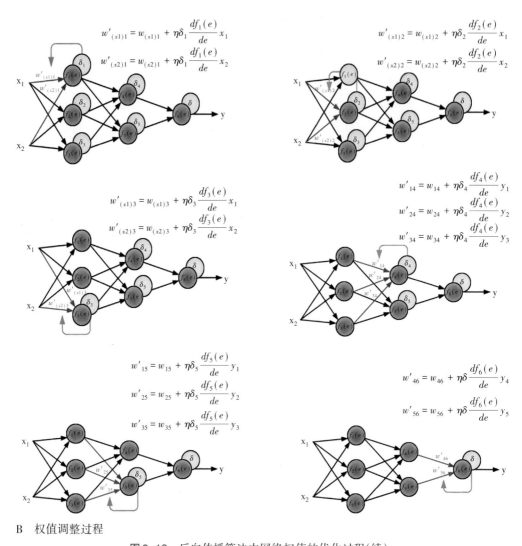

B 权值调整过程

图2-13 反向传播算法中网络权值的优化过程(续)。

述提到的人工神经网络实现图像的分类呢?比如,将一幅256×256像素的彩色图像载入网络中,由于图像有3个通道,因此,其特征向量的维度有256×256×3个。如果网络第一隐藏层中有1000个隐藏单元,而且两层之间采用全连接,那么仅输入层和第一隐藏层之间就有256×256×3×1000个参数。如此大量的参数很容易使网络出现过拟合,而且这给计算机内存也带来很大压力。此外,传统神经网络无法学习图像像素的位置信息,这对于图像的识别没有意义。

卷积神经网络是针对图像问题提出的一种深度学习模型。它通过卷积层与池化层的叠加实现对输入数据的特征提取,最后连接全连接层实现分类,如图2-14所示。

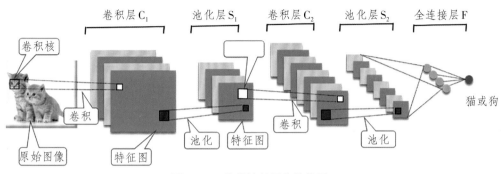

图2-14　卷积神经网络结构图。

卷积层负责提取图像中的局部特征,即特征提取。池化层用来大幅降低参数量级(降维),即数据降维和避免过拟合。随着卷积和池化操作的进行,模型逐渐学习到数据的高级特征。全连接层与传统神经网络类似,用来输出结果。

卷积层是卷积神经网络的核心,负责图像复杂特征的提取。卷积操作时,采用滑动卷积核的过程,滑动步长不同,卷积的结果也不同。每次卷积计算的结果会作为输出特征图像的一个点,当卷积核在输入的特征图像上滑动结束后,会得到一副新的特征图像。卷积核的滑动过程,一般是沿着从左到右、从上到下的次序。卷积操作的计算过程可以表示为:

$$x^l[i,j] = f\left(\sum_{k_1=1}^{k}\sum_{k_2=1}^{k} k_c^l[k_1,k_2] \cdot x^{l-1}[i+k_1-1,j+k_2-1] + b_c\right),$$
$$1 \leqslant i \leqslant h, 1 \leqslant j \leqslant h \tag{2-23}$$

式中,x^l是第l层卷积操作的输出特征图(大小为$h \times h$),其对应的每个点的像素坐标为$[i,j]$,x^{l-1}为输入特征图,k_c^l为第l层卷积核(大小为$k \times k$),b_c为偏移量。f为激活函数,用于实现非线性输出。

相比于传统神经网络,卷积神经网络在图像处理方面有3大优势。

(1)局部感知野。与人眼视物的过程类似,我们在看东西时,不是对每个像素逐一去观察,而是对物体的局部区域进行认识,最后对所有区域进行整合,从而对物体有一个完整认知。图2-15是全感知连接和局部感知连接的对比图。此处假设每个隐藏层神经元只感知两个输入的神经元,左图为全感知连接,中图和右图分别为步长1和2的局部感知连接。局部感知野的最大优点是有效减少了需要训练的权值参数,同时强化了图像的局部特征。

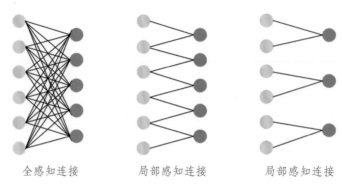

全感知连接　　　　　局部感知连接　　　　　局部感知连接

图2-15　全感知连接和局部感知连接对比图。

（2）权值共享。神经中枢某些神经元具有相同的结构和功能。同样,对于卷积神经网络,同一个卷积层内,所有神经元的权值是相同的,即用一个相同的卷积核去卷积整幅图像,如图2-16所示。一方面权值共享通过重复单元能够对特征进行识别,而不考虑其在可视域中的位置;另一方面,权值共享可以进一步减少自由变量数量,使得网络能更有效地实现特征提取。

（3）池化。卷积层提取的特征仍然是与原图大小相同的高维特征,连续的卷积操作会不断增加网络参数。因此,引入池化层将特征聚合,从而在保持特征不变的同时,降低特征维数。池化层通常在卷积层后使用,用于压缩数据和参数的数量,防止过拟合。池化规模一般为2×2,常用的池化方法有最大池化和均值池化。最大池化是提取4个特征点的最大值作为新的特征点,这是最常用的池化方法,最大池化过程如图2-17所示。均值池化是提取4个点的均值。两种池化操作还可以有效减少特征提取的误差。最大池化能减小卷积层参数误差造成的预测均值的偏移,更多地保留纹理信息。均值池化能抑制由邻域大小受限所造成的预测值方差的增大,更多地保留图像的背景信息。

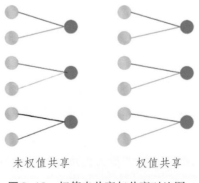

未权值共享　　　　　权值共享

图2-16　权值未共享与共享对比图。

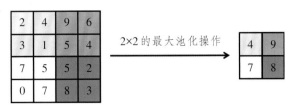

图2-17 最大池化操作过程。

卷积神经网络在图像处理方面的应用非常广泛。例如，Yann LeCun等[6]提出LeNet-5网络对手写数字集MINIST进行识别，该网络包括2个卷积层、2个池化层、2个全连接层和1个输出层。经过多次迭代，训练精度可达到98%以上。在图像分割方面，卷积神经网络更是有着出色的表现。Olaf Ronneberger等[7]采用U型卷积网络(U-Net)对细胞进行分割，该网络在不同层级之间采用了跳连接的方式，将低级特征与高级特性相融合，可以有效识别细胞的边界。后续有许多学者以U-Net网络为基础在医学图像上进行分割研究[8,9]，对胰腺、血管、肿瘤等组织的分割，都取得了令人满意的结果。

（三）生成对抗网络

生成对抗网络是近年来非常热门的一种神经网络模型。它解决了监督学习中训练集需要大量人工标注的标签所造成的高成本低效率的问题，在计算机视觉和语义生成领域有着广泛应用。

网络模型包括两个模块（即生成器和判别器），通过两个模块的互相博弈产生令人满意的输出。在模型训练初期，由于生成器随机初始化参数值，其输出结果可能偏离目标值很大；判别器通过将生成模型的输出值和目标值进行比较来判断两者分布的相似程度。当两者分布完全相同时，判别器输出1，当两者分布完全不同时，判别器输出0。可见，生成器通过捕捉真实数据样本的潜在分布，从而生成新的数据样本。判别器是一个基于概率输出的二分类器，判别输入的是真实数据还是生成的样本。

生成对抗网络的结构图如图2-18所示。生成器G的输入是一个来自常见概率分布的随机噪声矢量z，我们希望G可以输出与真实图片相同的分布。在训练过程中，生成器G通过调整参数使其生成的图片$G(z)$尽可能逼近真实图片x以欺骗判别器D，而D则尽量把G生成的图片和真实图片区分开来。这样，G和D构成了一个动态的博弈过程。最理想的博弈结果就是G可以生成足以"以假乱真"的图片。对于D来说，它难以判定G生成的图片究竟是不是真实的，因此D的输出结果为0.5。

网络的优化损失函数可表示成：

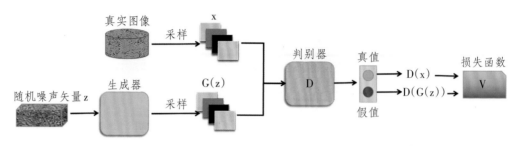

图2-18　生成对抗网络模型。

$$\min_G \max_D V(D,G) = E_{x \sim P_{data}(x)}\Big[\log D(x)\Big] + E_{z \sim P_z(z)}\Big[\log\big(1 - D\big(G(z)\big)\big)\Big] \quad (2\text{-}24)$$

$x \sim p_{data}(x)$ 表示数据服从真实样本分布，$z \sim p_z(z)$ 表示数据服从随机噪声分布。$D(x)$ 为判别器 D 鉴别真实图片为真的概率，$D\big(G(z)\big)$ 为判别器 D 鉴别生成器产生的伪图片为真的概率。当优化判别器时，判别器希望对真实图片和伪图片均能很好地区分，因此 $D(x)$ 越大越好，$D\big(G(z)\big)$ 越小越好。此时对于 $V(D,G)$ 来说就是求其最大值。相反，当优化生成器时，生成器希望生成的图片接近真实图片，因此它会"迷惑"判别器，使得判别器输出 $D\big(G(z)\big)$ 越大越好。此时对于 $V(D,G)$ 来说就是求其最小值。整个网络就是在判别器和生成器的不断博弈中达到动态平衡的。

　　生成对抗网络最主要的优势是生成器的参数更新不是直接来自样本数据，而是来自判别器的反向传播。因此，生成对抗网络不是监督模型，它通过不断学习样本的特征分布，使生成器输出与样本风格一致的数据。该模型有着广泛的应用。例如，在图像翻译方面，有学者采用 Pix2Pix 或 CycleGAN 模型对两类不同风格的图像（素描和彩色图片）进行转换[10,11]。有人利用这两个模型对 CT 图像和 MR 图像的风格进行互换，取得了不错的效果。Han 等[12]基于堆叠生成对抗网络技术进行文字或图片的互相转化及合成，并提出了 StackGAN 模型，他们运用该模型实现了将简单物体（如花、鸟）的文字描述转化为现实图片。总之，基于生成对抗机制可以衍生出各种各样的模型，这对于解决一些看似复杂而有趣的问题提供了新的思路。

小结

　　人工神经网络的出现为机器学习中许多复杂问题的研究提供了新的思路，随着深度学习的快速发展，卷积神经网络、生成对抗网络相继出现，使得以图像为代表的复杂事物的特征得到更充分的挖掘。卷积神经网络的3大核心思想是局部感受野、权值共享和池化,其主要结构包括输入层、卷积层、池化层、全连接层和输出层,通过将这些层叠加和整合,可以构建一个完整的卷积神经网络。生成对抗网络包括生成器和判别器两个模块,通过两个模块的互相博弈产生令人满意的输出。生成对抗网络解决了监督学习中训练集需要大量人工标注的标签所造成的高成本低效率的问题,在计算机视觉和语义生成领域有着广泛应用。

第三节　Python 语言概述

Python 语言是一种完全面向对象的高级脚本语言,它具有很强的解释性、编译性和互动性。Python 是 1989 年由荷兰人吉多·范罗苏姆在荷兰国家数学和计算机科学研究中心设计出来的。Python 简单易学、可读性强、互动性强、可扩展性好,并且有强大的第三方库,可用于计算机视觉、人工智能、Web 开发、数据库接口、图形系统等多个领域,已经成为最受欢迎的程序设计语言之一。

Python 语言是目前数据科学和人工智能领域最流行的开发语言之一。因其具有简洁性、易读性、可扩展性和可兼容性的特点,拥有众多开发者。Python 的可兼容性使得它与其他计算机语言(尤其是 C/C++)制作的模块可以很轻松地集成在一起,进而可以快速开发出大量的数据分析库和人工智能框架。Python 的 Pandas、Numpy、Scipy、Statsmodel、PIL、Matplotlib 等第三方库,主要用于数据整合、数组和矩阵的数据运算、统计计算、统计分析和建模以及数据的处理与可视化等功能。Python 的 Scikit-learn、Gensim、Caffe、Tensorflow、Pytorch、Keras 等第三方软件库,主要用于搭建人工智能应用框架,提供了自然语言处理、机器学习框架和深度学习框架。Python 常用的数据处理分析和第三方库见表 2-5,在使用时用 import 命令导入模块。例如,当使用决策树分类算法时,可以采用 Scikit-learn 库中的 DecisionTreeClassifier 模块构建决策树。

最后,我们希望以一个简单的分类任务来结束本章的学习。还记得在本章开头提到的鸢尾花吗? 它是一种广泛生长于西亚和欧洲的花朵。人们根据花萼和花瓣的长和宽可以很容易地判断出花的品种。本例中,我们采用公共数据集 iris,如表 2-6 所示,该数据集包括 150 个鸢尾花数据,每个数据包括 4 个输入特征(花萼长、花萼宽、花瓣长、花瓣宽)和类别值(0:山鸢尾花;1:杂色鸢尾花;2:弗吉尼亚鸢尾花)。我们将利

表2-5　Python常用的数据处理分析和第三方库

第三方库	描述	第三方库	描述
Pandas	结构化数据,数据整合,数据处理框架	scikit-learn	机器学习框架
Numpy	数组、矩阵的存储和运算,科学计算框架	gensim	自然语言处理框架
Scipy	提供统计、线性代数等科学计算框架	caffe	深度学习框架
Statsmodel	常见的统计分析模型框架	tensorFlow	深度学习框架
PIL	对图像进行基础操作的框架	pytorch	深度学习框架
Matplotlib	数据可视化框架	keras	深度学习高级抽象框架

表2-6　iris数据集

样本	花萼长(cm)	花萼宽(cm)	花瓣长(cm)	花瓣宽(cm)	类别
1	5.1	3.5	1.4	0.2	0
2	5.4	3.9	1.7	0.4	0
3	5.4	3.0	4.5	1.5	1
4	6.7	3.1	4.7	1.5	1
⋮	⋮	⋮	⋮	⋮	⋮
150	6.2	3.4	5.4	2.3	2

用决策树模型对鸢尾花数据进行分类,并用Python语言进行程序编写。

(1)加载模型相关函数和类,如下:

from sklearn.datasets import load_iris

from sklearn.model_selection import train_test_split

from sklearn.tree import DecisionTreeClassifier

(2)加载iris数据,并将特征保存为x_iris,类别保存为y_iris,如下:

iris = load_iris()

x_iris = iris.data

y_iris = iris.target

(3)将数据随机拆分成训练集和测试集,训练集与测试集的比例为7∶3,如下:

x_train, x_test, y_train, y_test=train_test_split(x_iris, y_iris, test_size=0.3, random_state=1)

(4)建立并训练决策树对象,设置决策树的最大深度为2层,将熵作为样本纯度的衡量标准。熵越大,表示样本越杂;熵越小,表示样本越纯。理论上,随着决策树的加深,熵会越来越小,但过深的决策树可能会引起过拟合.如下:

tree_clf = DecisionTreeClassifier(max_depth=3,criterion='entropy') tree_clf.fit(x_train, y_train)

（5）对测试集进行预测，如下：

y_test_pre = tree_clf.predict(x_test)

（6）计算预测精度（预测正确的数量与预测集数量的比值），如下：

num = x_iris.shape[0]   #样本总数

num_train = x_train.shape[0]   #训练集样本数目

num_test = num − num_train   #测试集样本数目

acc = sum(y_test_pre == y_test) / num_test

print('The accuracy is ', acc)   # >>> The accuracy is 0.956

以上我们使用了一个两层的决策树，预测准确率为0.956。这个结果还不错，我们可以绘制出决策树分类图，如图2-19所示。

假如我们发现一朵新的鸢尾花，它的花萼长3.6cm、花萼宽2.3cm、花瓣长5.3cm、花瓣宽2.0cm，我们可以对应上面的决策树很容易找到，这一朵花是弗吉尼亚鸢尾花。当然，使用predict()函数同样可以得到相同的预测，即：

tree_clf.predict([[3.6, 2.3, 5.3, 2.0]])   #输出 >>> array([2])

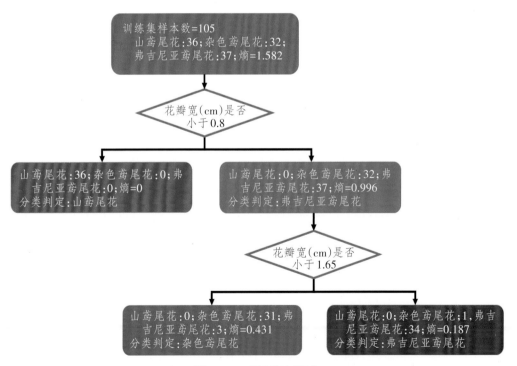

图2-19　鸢尾花决策树。

输出数字2,代表这朵花被预测为弗吉尼亚鸢尾花。

此外,其他机器学习的方法如朴素贝叶斯法(预测准确率为0.933)、支持向量机(预测准确率为0.978)、人工神经网络(预测准确率为1.000)等同样可以对这个训练集进行分类。本例中的数据特征维数较少,使用决策树就可以得到不错的结果。但在处理特征维数较多的数据(如图片)时,经典的机器学习方法可能无法有效串联起各个特征,因此神经网络可能是一个更好的选择。

小结

Python语言因其具有简洁性、易读性、可扩展性、可兼容性等特点,已成为数据科学和人工智能领域最流行的开发语言之一。Python中的第三方库可以实现数据整合、数组和矩阵的数据运算,以及搭建人工智能应用框架。最后,我们利用决策树模型对三种鸢尾花数据进行分类,并利用Python语言进行程序编写。

本章小结

本章中,我们首先介绍了机器学习的一般流程和主要研究方法,并列举出几种模型有效性度量的指标;其次,介绍了深度学习的原理和主要模型,这些模型对处理海量的高维特征数据集有着明显的优势;最后,我们对机器学习的主流语言——Python语言进行了概述,并通过一个分类实例让读者更深刻地理解机器学习的过程。简单来说,机器学习就是计算机通过对样本特征的学习从而判断新样本的类别或数值。例如,我们可以通过将肿瘤患者CT影像的灰度特征、形状特征、边界特征、纹理特征等信息输入机器学习模型,模型会根据先验知识快速计算出该肿瘤为良性还是恶性。在复杂的医学数据集中,如何提取和筛选样本特征是非常关键的一步。因此,针对不同的数据集选择合适的模型可以大大提高训练的效率和预测的准确度。

(王克强　陈杰)

参考文献

[1] Haykin S S, Gwynn R. Neural Networks and Learning Machines[M]. China Machine Press, 2009.

[2] 唐子惠. 医学人工智能导论[M]. 上海:上海科学技术出版社,2020.

[3] 周志华. 机器学习[M]. 北京:清华大学出版社,2016.

［4］邓乃扬,田英杰. 支持向量机——理论,算法与拓展［M］. 北京:科学出版社,2009.

［5］ Goodfellow I, Bengio Y, Courville A. Deep learning［M］. Massachusetts: MIT Press. 2016.

［6］LeCun Y, Bottou L, Bengio Y, et al. Gradient-based learning applied to document recognition［J］. Proceedings of the IEEE, 1998, 86(11): 2278-2324.

［7］Ronneberger O, Fischer P, Brox T. U-net: Convolutional networks for biomedical image segmentation［C］//International Conference on Medical image computing and computer-assisted intervention. Springer, Cham, 2015: 234-241.

［8］Schlemper J, Oktay O, Schaap M, et al. Attention gated networks: Learning to leverage salient regions in medical images［J］. Medical image analysis, 2019, 53: 197-207.

［9］Alom M Z, Hasan M, Yakopcic C, et al. Recurrent Residual Convolutional Neural Network based on U-Net (R2U-Net) for Medical Image Segmentation［J］. arXiv e-prints, 2018: arXiv: 1802.06955.

［10］Isola P, Zhu J Y, Zhou T, et al. Image-to-Image Translation with Conditional Adversarial Networks［C］. IEEE Conference on Computer Vision & Pattern Recognition. IEEE, 2017:1121-1134.

［11］Zhu J Y, Park T, Isola P, et al. Unpaired image-to-image translation using cycle-consistent adversarial networks［C］//Proceedings of the IEEE international conference on computer vision. 2017: 2223-2232.

［12］Zhang H, Xu T, Li H, et al. Stackgan++: Realistic image synthesis with stacked generative adversarial networks［J］. IEEE transactions on pattern analysis and machine intelligence, 2018, 41(8): 1947-1962.

第 3 章
人工智能在肿瘤放射治疗决策中的应用

　　智能决策支持系统(IDSS)是人工智能在医疗领域中的主要应用之一。随着现代医学的迅猛发展,医学知识呈爆炸式增长,临床医生在积累经验的同时只有不断更新知识才能做出合理的治疗决策。面对复杂多变的病情和临床中的海量信息,医生常常力不从心,为了帮助医生更加轻松地进行科学决策,IDSS应运而生。IDSS通过医学知识库和智能决策引擎模拟医生的诊疗思维,辅助医生完成最优的决策方案。在肿瘤放射治疗决策方面,利用影像组学技术可以获得肿瘤的遗传信息特征和生物学特征,确定肿瘤的病理分期,进而进行精准诊断和个体化治疗,从而避免"盲人摸象"和以偏概全的失误。本章主要介绍人工智能在肿瘤的诊断与分期决策和在放射治疗方案的决策中的应用。

第一节　人工智能在肿瘤诊断与分期中的应用

全球癌症患者逐年增多,死亡病例数也呈增加态势,早期诊断和规范治疗是提高疗效的关键所在。然而,肿瘤在基因、蛋白质、细胞、组织和器官水平上均表现出时空异质性,这不仅影响靶向药物的治疗效果,而且使病理学的应用受到限制,可能使活检样本的病理结果缺乏足够的代表性。随着影像技术和人工智能的发展,影像组学成为全面、无创观察肿瘤和周围微环境的新方法,为定量评估肿瘤的异质性提供了可能。

影像组学是人工智能的一种形式,它将影像定量分析与机器学习方法结合起来。早在 2012 年由荷兰学者 Lambin 提出[1],被认为是"高通量地从医学影像中提取大量特征,通过自动或半自动分析方法将影像学数据转化为具有高分辨率的可挖掘数据空间",随着研究者的不断扩展,目前认为影像组学利用大数据挖掘技术从影像、基因、临床等信息中提取海量特征来全面量化肿瘤的异质性,用于诊断、分级、治疗、预后等临床各个方面。

本节主要介绍影像组学在肿瘤诊断和分期中的应用,因此首先介绍影像组学的基本工作流程,然后通过文献实例使读者对影像组学在肿瘤分期中的应用有更直观的认识,最后综述目前人工智能在肿瘤诊断和分期中的进展。

一、影像组学的基本流程

影像组学的流程如图 3-1 所示,一般分为 5 个步骤[2]:①图像采集及预处理;②图像分割;③图像特征提取和量化;④特征选择;⑤建立模型。

(一)图像采集及预处理

标准的数据采集是进行影像组学的基础,目前常用的影像有 CT、MRI 和 PET/CT 等。CT 是使用最广泛的成像模式,它具有空间分辨率高、成像速度快的特点,可定量评估肿瘤和淋巴结的组织密度、形状、质地等。MRI 在软组织成像中表现出色,可提供高对比度的结构信息和功能信息,特别是弥散加权成像(DWI)、动态对比增强磁共振成像(DCE-MRI)等功能影像可以反映组织细胞结构及微血管生成情况,对评估肿

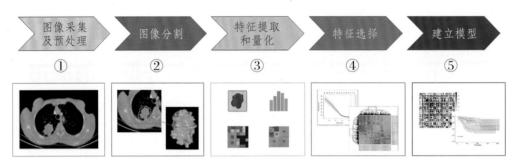

图3-1 影像组学的基本流程。

瘤异质性有较大优势。PET/CT可同时获得组织的密度及代谢信息,常用于肿瘤的检测和分期,可与肿瘤的潜在生物学行为直接进行关联。在图像采集过程中,呼吸运动的影响、不同的采集设备、采集参数,以及图像重建参数都会对后续的分析产生影响。因此,建议在影像组学研究中,建立统一的扫描协议,以消除这些因素的影响。

采集的图像可能存在金属伪影、高斯噪声、莱斯噪声,以及部分容积效应,这些都需要进行修正,以提高图像质量。具体修正方法应根据噪声类型进行选择,如果重建软件中已经进行了修正,则不需要额外进行处理。

(二)图像分割

图像分割是指将图像中具有特殊意义的不同区域划分开来,得到感兴趣的目标区域。在影像组学中,一般是对肿瘤组织的分割,因为后续要对这一区域进行影像组学特征的提取。目前,图像分割分为人工分割法、半自动分割法和自动分割法3种。由有经验的肿瘤学专家进行手工分割虽然可以保证准确度,但非常耗时,而且易受主观因素影响,重复性差。半自动分割一般由人工干预进行分割的初始化,并在计算机分割完成后检查结果的准确度,相比手动分割显著提高了效率及可重复性,但仍然无法避免人工干预造成的主观影响。自动分割无须人工干预,由计算机完成分割,是最为理想的分割方式,但目前只有在肿瘤与背景组织对比度较大(PET图像)时才比较适合。不过,随着机器学习的发展,全自动分割正逐步实现,并成为未来影像组学中图像分割的一个重要研究方向。

自动分割方法分为传统分割方法和基于机器学习的分割方法,传统分割方法无须用已标记的图像分割数据,而基于机器学习的分割则需要根据已标记的图像数据训练分割模型。

传统分割方法根据分割原理又可以分为4类:

（1）基于阈值的分割，包括Ostu方法、最大熵、局部阈值分割、全局阈值分割，以及基于直方图的阈值分割。

（2）基于区域的分割，区域生长法、区域分裂合并法、分水岭法。

（3）基于像素的分割，模糊C均值（FCM）、马尔可夫随机场（MRF）等。

（4）基于模型的分割，包括参数可变形模型[3]和几何可变形模型[4]。

基于机器学习的分割方法所使用的模型分为以下2类[5]：

（1）基于传统机器学习的方法，如支持向量机、条件随机场（CRF）和随机森林；

（2）基于神经网络的方法，如人工神经网络、卷积神经网络、U-Net、V-Net等。

目前，已经有一些开源的自动勾画软件可供使用，如3D Slicer和MITK，可以提高勾画效率并减少人与人之间勾画的不确定性，不过自动勾画难免出现错误，勾画后还需要肿瘤专家进行审核和确认。

（三）图像特征提取和量化

图像特征的提取是影像组学的核心步骤，通过提取高通量的特征对肿瘤的属性进行定量分析。目前，虽然存在许多计算特征的方法和公式，但一般推荐基于图像生物标志物的标准化倡议（IBSI）标准进行[6]，通常将影像组学特征分为形态特征、统计学特征、纹理特征和基于模型转换的特征。

1.形态特征

形态特征用于描述肿瘤形状和体积方面的物理特征，如体积、表面积、二维和三维的最大直径，以及有效直径、边缘形态外观；描述肿瘤形态与球体相似度的特征，如表面体积比、致密度、偏心度、球形度等。

2.统计学特征

统计学特征主要描述肿瘤的强度统计学信息，可通过直方图分析计算得到，包括均数、中位数、最小值、最大值、标准差、偏度、峰度、熵、能量等。这些特征可反应体积元素（简称"体素"）的对称性、均匀性和局部强度分布，可评估肿瘤的细微变化。

3.纹理特征

纹理特征可用来描述体素空间分布强度等级的特征。纹理特征包括灰度共生矩阵（GLCM）、灰度游程矩阵（GLRLM）、灰度级区域矩阵（GLSZM）和邻域灰度差分矩阵（NGTDM）。

（1）GLCM是描述图像局部区域或整体区域的某像素与相邻像素或一定距离内的像素的灰度关系的矩阵，也称为二阶直方图，代表性特征包括熵、能量、对比度、同质性、逆方差、相似性和相关性。

（2）GLRLM描述在图像预设方向上具有相同强度的连续体素的长度，代表性特征包括短游程因子、长游程因子、灰度不均度、不均匀游程长度和百分比。

（3）GLSZM描述区域和灰度分布的特征。

（4）NGTDM描述每个体素与相邻图像平面中相邻体素之间的差异性，代表性特征包括粗糙度、对比度、冗繁度、复杂度、纹理强度等。

4.基于模型转换的特征

分形特征用于描述不同尺度的自相似性和粗糙度，代表物体在一定范围内的形状复杂性，常用Hausdorff的分形维（FD）量化呈现，该分形维是一个模式的纹理，并具有放大特征。

（四）特征选择

由于提取到的特征数量非常巨大，并非每个特征都与要解决的临床问题相关，我们需要的是那些稳定的、可重复的、与临床问题相关性高的特征，而要去除的是那些重复性差、与临床问题相关性低和冗余的特性。因此，需要进行特征选择，降低特征数量，防止模型出现过拟合。

最简单的特征选择方法是根据特征变量的稳定性或相关性制订一个评分标准，依此标准对特征进行筛选。评价变量稳定性时，常用一致性相关系数（ICC）度量或重测数据集；而去除冗余特征时，常用主成分分析算法。

（五）建立模型

建立预测和分类模型是影像组学研究中最重要的部分，通过建立关键特征量和临床结果的关系，完成临床问题的表征，如肿瘤的良恶性判断或肿瘤的分期。目前，建立模型的方法很多，可以是统计学方法，如logistic回归模型，因其简单易行，已成为最受欢迎且常用的监督分类器；也可以是机器学习的方法，如随机森林模型、支持向量机、贝叶斯网络、人工神经网络、深层卷积神经网络等。

二、基于影像组学的肺癌病理分型与肿瘤分期实例

此部分内容是Ferreira-Junior等2018年发表的研究成果[7]，我们借助此文献向读者展示基于影像组学进行肿瘤诊断和分期的流程，下面进行简单概述。

（一）研究目的

利用影像组学的方法，基于CT图像和临床信息，提取特征，建立模型，预测肺癌的

病理分型、淋巴结转移及远处转移情况。

(二)患者数据集

回顾性分析68例肺癌患者,均通过穿刺或手术获得病理结果,其中52例用于训练和测试,16例用于验证。52例测试数据:腺癌30例,鳞癌15例,其他7例;有淋巴结转移23例,无淋巴结转移29例;有远处转移8例,无远处转移44例。CT采集基于统一的扫描协议,即CT图像为薄扫的CT强化图像,重建层厚为1~1.5mm。

临床特征有7个,包括:①年龄(岁);②性别(男/女);③抽烟(是/否);④其他原发肿瘤(是/否);⑤肿瘤所在肺叶(右上/右中/右下/左上/左下);⑥肿瘤位置(中央/周围);⑦肿瘤直径(mm)。

(三)图像分割

利用三维Slicer的区域生长模块进行半自动分割。首先在肿瘤内和肿瘤外分别标记一个区域,然后利用交互式区域生长生成肿瘤区域和外部区域两个部分,接着将外部区域去除,最终得到肿瘤边界,以便输出使用。

(四)特征提取

利用IBEX影像组学软件对得到的分割区域进行特征提取[8],计算2277个特征变量,其中形态特征18个,一阶统计学特征53个,二阶统计学特征51个,二维灰度共生矩阵特征550个,三维灰度共生矩阵特征1540个,灰度游程矩阵特征33个,邻域灰度差分矩阵20个,高斯拉普拉斯滤波特征(LOG)12个。

(五)特征选择

利用ReliefF算法通过多次迭代选出相关性高的特征,取排名1~100的特征用于建立模型。

(六)建立模型

分别利用朴素贝叶斯法(NB)、k最近邻算法(KNN)、径向基函数(RBF)神经网络这3种传统的机器学习模型进行分类。为了解决数据不平衡的问题,采用随机下采样和合成少数类上采样[9](SMOTE)2种方法。随机下采样是随机去掉多数类的样本,以降低数据不平衡程度;SMOTE是对少数类,在相距较近的数据中插入人造的数据,以达到数据平衡的目的。

(七)结果和结论

使用受试者工作特征曲线下面积(AUC)进行分类效果评估。先在测试集中评估各模型的表现,然后在验证集中进行验证。表3-1是不同机器学习模型在病理分型、

表3-1　不同模型在测试集和验证集的分类表现

类别	测试集		验证集	
	表现最好的模型	AUC	表现最好的模型	AUC
病理分型	RBF	0.92	NB	0.81
淋巴结转移	NB	0.89	KNN	0.76
远处转移	RBF	0.97	KNN	0.71

淋巴结转移和远处转移预测中的结果。总体来说,3种模型在测试集中的表现优于在验证集中的表现,AUC都在0.89以上,分类效果很好;在验证集中AUC在0.71以上,可以达到分类的目的。

综上所述,影像组学在肺癌病理分型和预测转移方面具有很大潜力,可辅助进行治疗决策。

三、人工智能在肿瘤诊断及分期中的应用及进展

(一)人工智能在肿瘤诊断中的应用及进展

前哨淋巴结(SLN)活检是确定早期乳腺癌腋窝淋巴结转移的标准方法。Bejnordi等[10]在2017年进行了一项研究,评估深度学习算法是否可以准确检测出乳腺癌组织切片中的淋巴结转移,并与11位病理学家认定的诊断结果进行比较。这项研究十分特别,因为研究人员组织了一场竞赛(2016年淋巴结癌转移挑战赛,CAMELYON16),邀请世界各地的研究小组为乳腺癌前哨腋窝淋巴结转移检测提供自动化解决方案。1年间,390个研究团队报名参加了这项挑战,显示了计算机科学对开发癌症导向人工智能解决方案的巨大热情,有23个团队在比赛结束前提交了32个算法。其中HMS和MIT Ⅱ团队基于GoogLeNet架构的算法表现最佳,AUC达到0.994(95%CI为0.983~0.999),显著优于病理学家的平均表现(AUC为0.810;95%CI为0.738~0.884;$P<0.001$),而且机器学习在效率方面远远超出人工鉴别。

人工智能在皮肤癌的诊断中同样表现出色,2017年Esteva等[11]在 *Nature* 杂志上发表了一项研究,他们开发并实现了一个基于129 450个临床图像数据集的深度卷积神经网络,包括2032个不同的皮肤状况,用于皮肤癌的分类鉴别。通过将卷积神经网络的分类准确率与21名皮肤科医师的表现进行比较,发现他们的分类准确率相当。皮肤癌是人类常见的恶性肿瘤,临床诊断时一般先进行初步临床检查,然后进行皮肤镜检查、活检和组织病理学评估。利用配备了深度神经网络功能的移动设备将有可

能使患者在家中就得到诊断,并且人工智能成本更低,有很大的应用潜力。

在肝肿瘤和脑肿瘤诊断方面,人工智能也取得了可喜的成果。Kutlu 等[12]利用卷积神经网络的特征提取能力、离散小波变换(DWT)的信号处理能力和长短期记忆(LSTM)网络的信号分类能力,提出了一种 CNN-DWT-LSTM 方法,对肝部病变的 CT 图像进行良恶性分类,准确率达 99.1%;对脑部肿瘤的 MRI 图像进行脑膜瘤、胶质瘤和垂体瘤的分类,准确率达 98.6%,显示了人工智能在肿瘤分类中的巨大潜力。

(二)人工智能在肿瘤分期中的应用及进展

胶质瘤的分级对治疗方案的选择和预后预测十分重要,人工智能有望成为准确的自动化分级工具。Zhuge 等[13]设计了 mask R-CNN 和 3DConvNet 两种机器学习模型,根据 MR 图像进行胶质瘤级别预测。mask R-CNN 的敏感性、特异性和准确度分别为 0.935、0.972 和 0.963,而 3DConvNe 的敏感性、特异性和准确度达到 0.947、0.968 和 0.971。研究结果表明,机器学习方法可以在一定程度上代替活检进行胶质瘤的分级。

直肠癌术前准确分期有利于选择合适的治疗方法,减少不合理治疗引起的毒性反应。Ma 等[14]基于高分辨率 T2WI 核磁图像的影像组学建立了分期模型,通过比较多个预测算法的表现,发现对于 T 分期,多层感知器(MLP)分类器的预测能力最好,AUC 为 0.809。这提示人工智能对于预测直肠癌的病理分期具有重要价值,可以帮助医生选择合适的治疗方案。

同样,人工智能在头颈部肿瘤和肺癌中的分期预测中也显示出较高的准确度和特异性[15,16]。随着人工智能的发展,其应用范围必将进一步扩大。

小结

利用人工智能特别是影像组学进行肿瘤的智能诊断越来越受到研究者的青睐,不仅在于它是无创的,可以避免患者穿刺活检引起的痛苦和针道种植转移风险,而且可以全面评估肿瘤的异质性。本节介绍了影像组学的基本流程和应用实例,并概述了目前人工智能在肿瘤诊断和分期中取得的进展,这些成果显示了人工智能的应用潜力,未来可期。

第二节　人工智能在放射治疗方案决策中的应用

一、人工智能辅助放射治疗方案决策

(一)人工智能辅助放射治疗方案决策的意义

Tomas是一位来自斯德哥尔摩的58岁大学讲师,最近被诊断出患有局部晚期直肠癌。术前影像学检查没有显示远处转移的迹象,但盆腔MRI显示原发肿瘤体积庞大,并延伸至手术切除的预期安全边缘。按照传统做法,建议进行盆腔放射治疗,以期缩小原发肿瘤的大小,提高肿瘤完全手术清除的可能性,同时切除无癌边缘。Tomas分次接受50.4Gy的盆腔放射治疗,10周后进行复查以评估肿瘤反应。不幸的是,他的肿瘤没有明显消退的迹象,现在似乎已经扩散到肝和肺。Tomas非常失望,想知道放射治疗不起作用,为什么会被建议接受放射治疗。

放射肿瘤学的典型问题包括:"我该不该接受放射治疗?""我的治疗相关毒性风险有多大?""获得良好局部控制的可能性有多大?""我接受治疗时,肿瘤会扩散到其他地方吗?"不幸的是,目前还不完全了解控制和调节辐射反应的分子和肿瘤特异性机制,所以无法准确回答,放射治疗方案辅助决策系统正是因此产生的。它需要根据以往的治疗数据,建立合适的模型,对新的患者给出合理的治疗方案。由于影响治疗的因素非常多,建模成为辅助决策系统的最大难点,人工智能的大数据处理能力和信息挖掘能力成为解决这个问题的有力工具。譬如,Toratani等人[17]利用卷积神经网络对肿瘤细胞显微影像进行建模,可以准确区分正常肿瘤细胞株和抗辐射细胞株,提示人工智能在肿瘤放射治疗决策中的潜力。人工智能辅助放射治疗方案决策的意义就是辅助医生解决诸如放射治疗技术选择、放射治疗剂量权衡、放射治疗预后和毒性评估的问题。

(二)人工智能辅助放射治疗方案决策的应用

人工智能辅助放射治疗方案决策的应用大体可以分为3个方面[18]:①在放射治疗计划设计之前,提前预测出不同治疗技术可以达到的剂量分布,从而辅助医生进行放射治疗技术的选择(例如,选择光子还是质子、选择近距离照射还是外照射)、处方剂量的确定,以及靶区和危及器官之间剂量的权衡;②结合放射治疗剂量学数据和其他有效信息(基因组学信息、临床诊断信息、影像检查信息等),建立精确的模型进行肿瘤控制率和正常组织并发症概率的预测;③利用影像组学的方法,有效整合各种数据,深入挖掘遗传信息特征及生物学特征,精确评估肿瘤控制和毒性反应。

人工智能辅助放射治疗决策虽然表现出巨大潜力,但在目前的临床实践中,还主要局限于第1方面的应用,因此,我们主要介绍这方面的应用进展。

二、人工智能辅助放射治疗方案决策的应用进展

(一)辅助剂量分割模式决策

放射治疗需要在提高肿瘤控制率的同时尽可能降低副作用,而不同的肿瘤细胞及周围正常组织具有不同的放射敏感性。因此,有必要选择不同的剂量分割模式。针对不同的患者,医生一般根据肿瘤的大小、位置、病理、临床特征等选择不同的分割模式,但这种选择常常带有主观性,而结构化决策可以降低主观意识的影响。Dennstädt 等[19]以骨转移姑息放射治疗为例介绍了放射治疗剂量分割模式的结构化决策建立过程,主要分为7个步骤。①场景定义:确定要解决的问题及实现方法,如"建立一种算法,辅助选择骨转移姑息放射治疗中的剂量分割模式";②医学知识评估:对要解决的问题,评估目前我们已经具备的知识,如"相关指南中对选择不同剂量分割模式的知识和建议";③确定决策策略:采取什么策略进行决策,如"优先选择单次放射治疗,有必要时选择分次放射治疗";④选择决策标准:确定与决策相关的影响因素,如"转移引起病理性骨折、转移引起神经压迫、转移瘤数目、原发肿瘤组织学特征、KPS评分、是否存在其他脏器转移和颅内转移";⑤建立决策算法:根据决策策略和决策标准,选择合适的算法完成决策,如"利用决策树完成骨转移姑息放射治疗中的剂量分割模式选择";⑥临床实施:算法在临床使用中可能存在局限性,需要进行完善;⑦验证和优化:算法需要通过更多数据的验证,以确定其准确度,并进行持续优化。这种基于决策树的结构化决策可以最大限度地降低医生靠直觉决策时的主观偏差,辅助完成剂量分割模式的客观决策,进一步提高放射治疗效果。

(二)辅助进行放射治疗技术选择

不同放射治疗技术具有不同特点,对同一病例可能会得到不同的剂量分布,然而不同技术的差异常常需要在放射治疗计划设计完成后才能得到,这不仅增加了计划设计者的工作量,而且使决策过程延长。如果可以提前得到不同技术形成的剂量分

布,则可以帮助医生直观地进行放射治疗技术选择,提高效率并提升放射治疗预后。Valdes等[20]在2017年介绍了一种利用机器学习算法实现当前患者和历史治疗计划数据库中精确匹配患者的辅助决策工具,所用数据库中包括进展期口咽鳞状细胞癌患者的质子治疗计划和容积旋转调强放射治疗光子计划,对新的患者,通过精确识别历史计划数据库中相匹配的计划,医生可以快速选择合适的治疗技术。他们的研究成果后来形成商业化产品(InsightRT,Siris Medical,CA)供医生和研究者使用。Bitterman等[21]利用InsightRT研究353例非小细胞肺癌患者的放射治疗计划,其中103例三维适形放射治疗找到了匹配的调强放射治疗计划,75个(73%)三维适形放射治疗计划改成IMRT计划后,心脏平均剂量可以减少4Gy以上,同时肺的剂量保持在临床可接受范围内。因此,对这些患者,适合选择调强放射治疗技术进行放射治疗。

(三)靶区和危及器官之间的剂量权衡

在放射治疗中,我们希望提高靶区剂量并降低危及器官剂量,但两者之间存在矛盾,提高靶区剂量时,通常会导致危及器官剂量的增加,找到它们之间的平衡依据在临床中存在困难。人工智能的发展使提前预测患者的理想剂量分布成为可能,目前主要存在两种方法。①基于图谱库:利用优质计划建立图谱库,对于新患者,根据相似性标准从库中选择匹配的计划,从而得到靶区和危及器官间的剂量权衡,同时将危及器官可达到的低剂量参考值用于指导放射治疗计划设计,可以明显降低危及器官的平均剂量[22]。②基于模型的剂量预测:利用人工智能算法挖掘优质计划的特征,建立剂量分布预测模型,也可以预测出最优的剂量分布,从而帮助医生设定合适的处方剂量和危及器官剂量限值。

(四)辅助进行自适应放射治疗

不同患者的生物学、病理学、基因学特征不同,对放射治疗的反应并不一样,同一患者在放射治疗过程中,肿瘤对射线的生物学反应也会随着时间呈动态变化,因此根据个体对放射治疗的反应进行自适应调整可以提高治疗增益比,但自适应放射治疗的两个难点是确定调整的时机和调整的剂量。首先,我们不可能每天进行成像以确定肿瘤的变化并进行计划调整,因为这会耗费大量的成本和时间。我们需要兼顾肿瘤变化和时间成本,找到最佳的调整时机。其次,如何根据放射治疗反应调整放射治疗剂量以提高肿瘤控制,并保证副作用在可接受范围内也存在挑战。Ebrahimi等[23]利用强化学习和肿瘤动态反应模型建立了自动计划框架,可以有效确定合适的调整时间,从而保证在危及器官生物等效剂量(BED)不变的情况下增加肿瘤生物等效剂量。

Niraula等[24]采用量子深度强化学习框架评估放射治疗过程中患者的个体化反应,从而确定后程放射治疗中最佳的剂量,辅助医生更好地完成自适应放射治疗。

小结

人工智能辅助放射治疗方案决策虽然还处于起步阶段,但在放射治疗剂量分割模式确定、放射治疗技术选择、靶区和危及器官之间的剂量权衡、自适应放射治疗等方面都显示出潜力,可以帮助医生更加客观地进行个体化方案决策,减少主观偏差,实现治疗的最优化。

本章小结

肿瘤的诊断和治疗是密不可分的,本章中我们将人工智能在治疗决策中的应用分成两节,分别是人工智能在肿瘤诊断和分期中的应用,以及人工智能在辅助放射治疗方案决策中的应用。第一节从影像组学方法讲起,概述了其实现的基本流程,接着通过文献实例使读者对影像组学在临床中的应用有更清晰的理解,最后综述了目前人工智能在肿瘤诊断和分期中的成果。第二节先通过临床案例引出人工智能辅助放射治疗方案决策的意义及应用情况,接着介绍了人工智能辅助放射治疗方案决策的应用进展。

在未来,随着人工智能的发展,有可能设想一个系统,能够集成访问电子健康记录,包括临床病理学数据和分子生物学数据,精确地识别肿瘤和邻近正常组织,定量评估不同区域的辐射敏感性,预估最佳的放射治疗技术和剂量分布,并确定个体化放射治疗策略,最大限度地提高肿瘤控制率,同时尽量降低放射治疗的副作用。

(张文学　简建波)

参考文献

[1] Lambin P, Rios-Velazquez E, Leijenaar R, et al.Radiomics: extracting more information from medical images using advancedfeature analysis[J].Eur J Cancer, 2012, 48(4):441-446.

[2] Liu Z , Wang S , Dong D , et al. The Applications of Radiomics in Precision Diagnosis and Treatment of Oncology:Opportunities and Challenges[J]. Theranostics, 2019, 9(5):1303-1322.

[3] Shen T, Huang X, Li H, et al. A 3D Laplacian-driven parametric deformable model[C]// 2011 International Conference on Computer Vision. IEEE, 2011: 279-286.

[4] Ho S, Bullitt E, Gerig G. Level-set evolution with region competition: automatic 3-D

segmentation of brain tumors［C］//Object recognition supported by user interaction for service robots. IEEE, 2002, 1: 532-535.

［5］李锵, 白柯鑫, 赵柳, 等. MRI脑肿瘤图像分割研究进展及挑战［J］. 中国图象图形学报, 2020, 25(3):419-431.

［6］Zwanenburg A, Vallières M, Abdalah M A, et al. The image biomarker standardization initiative: standardized quantitative radiomics for high-throughput image-based phenotyping［J］. Radiology, 2020, 295(2): 328-338.

［7］Junior J R F, Koenigkam-Santos M, Cipriano F E G, et al. Radiomics-based features for pattern recognition of lung cancer histopathology and metastases［J］. Computer methods and programs in biomedicine, 2018, 159: 23-30.

［8］Zhang L, Fried D V, Fave X J, et al. IBEX: an open infrastructure software platform to facilitate collaborative work in radiomics［J］. Medical physics, 2015, 42(3): 1341-1353.

［9］Chawla N V, Bowyer K W, Hall L O, et al. SMOTE: synthetic minority over-sampling technique［J］. Journal of artificial intelligence research, 2002, 16: 321-357.

［10］Bejnordi B E, Veta M, Van Diest P J, et al. Diagnostic assessment of deep learning algorithms for detection of lymph node metastases in women with breast cancer［J］. Jama, 2017, 318 (22): 2199-2210.

［11］Esteva A, Kuprel B, Novoa R A, et al. Correction: Corrigendum: Dermatologist-level classification of skin cancer with deep neural networks［J］. Nature, 2017, 546(7660): 686-686.

［12］Kutlu H, Avcı E. A novel method for classifying liver and brain tumors using convolutional neural networks, discrete wavelet transform and long short-term memory networks［J］. Sensors, 2019, 19(9): 1992.

［13］Zhuge Y, Ning H, Mathen P, et al. Automated glioma grading on conventional MRI images using deep convolutional neural networks［J］. Medical physics, 2020, 47(7): 3044-3053.

［14］Ma X, Shen F, Jia Y, et al. MRI-based radiomics of rectal cancer: preoperative assessment of the pathological features［J］. BMC medical imaging, 2019, 19(1): 1-7.

［15］Toney L K, Vesselle H J. Neural networks for nodal staging of non‐small cell lung cancer with FDG PET and CT: importance of combining uptake values and sizes of nodes and primary tumor［J］. Radiology, 2014, 270(1): 91-98.

［16］Kumar S, Patnaik S, Dixit A. Predictive models for stage and risk classification in head and neck squamous cell carcinoma (HNSCC)［J］. PeerJ, 2020, 8: e9656.

［17］Toratani M, Konno M, Asai A, et al. A convolutional neural network uses microscopic images to differentiate between mouse and human cell lines and their radioresistant clones［J］. Cancer research, 2018, 78(23): 6703-6707.

［18］Thompson R F, Valdes G, Fuller C D, et al. Artificial intelligence in radiation oncology: a specialty-wide disruptive transformation?［J］. Radiotherapy and Oncology, 2018, 129(3): 421-426.

［19］Dennstädt F, Treffers T, Iseli T, et al. Creation of clinical algorithms for decision-making in oncology: an example with dose prescription in radiation oncology［J］. BMC medical informatics and decision making, 2021, 21(1): 1-13.

［20］Valdes G, Simone II C B, Chen J, et al. Clinical decision support of radiotherapy treatment planning: A data-driven machine learning strategy for patient-specific dosimetric decision making［J］. Radiotherapy and Oncology, 2017, 125(3): 392-397.

［21］Bitterman D S, Selesnick P, Bredfeldt J, et al. Dosimetric Planning Tradeoffs to Reduce Heart Dose Using Machine Learning-Guided Decision Support Software in Patients with Lung Cancer［J］. International Journal of Radiation Oncology* Biology* Physics, 2022, 112(4):996-1003.

［22］Sher D J, Godley A, Park Y, et al. Prospective study of artificial intelligence-based decision support to improve head and neck radiotherapy plan quality［J］. Clinical and translational radiation oncology, 2021, 29: 65-70.

［23］Ebrahimi S, Lim G J. A reinforcement learning approach for finding optimal policy of adaptive radiation therapy considering uncertain tumor biological response［J］. Artificial Intelligence in Medicine, 2021, 121: 102193.

［24］Niraula D, Jamaluddin J, Matuszak M M, et al. Quantum deep reinforcement learning for clinical decision support in oncology: application to adaptive radiotherapy［J］. Scientific reports, 2021, 11(1): 1-13.

第 **4** 章
人工智能在肿瘤放射治疗中的应用

　　肿瘤放射治疗是一个多环节的复杂过程。肿瘤医生要花费大量时间根据多模态图像进行靶区和危及器官的勾画;剂量师要利用经验不断尝试和调整来优化放射治疗计划;物理师要兢兢业业地为治疗设备和治疗计划提供质量保证;治疗师要心无旁骛地进行精准治疗。这些耗时耗力的工作迫切需要提高便捷性和时效性,降低对经验的依赖,提高同质化水平,人工智能在这些环节中展现了优势和潜力,取得了良好的成果。本章就人工智能在多模态图像处理、靶区及危及器官勾画、放射治疗计划设计、放射治疗质量保证、放射治疗运动管理等几个关键环节中的应用进行了介绍。

第一节　人工智能在放射治疗多模态图像处理中的应用

在放射治疗中经常遇到下列问题:①在制订治疗计划时,部分患者(尤其是头部肿瘤患者)需要将CT定位图像和MR图像在治疗计划系统中融合,但一些患者由于体内植入金属材料或幽闭恐惧症等因素无法接受MR检查。我们能否对患者仅进行CT检查就可以获得对应的MR信息呢?②在常规分割放射治疗中,患者的肿瘤可能会发生明显变化,放射治疗期间对患者进行常态化的CT/MR检查显然是不切实际的,但低剂量锥形束CT作为一种体位校准技术被广泛应用于分次放射治疗体位验证。显然,相比于CT/MR,获取锥形束CT图像是更加经济且高效的手段。因此,我们能否用锥形束CT图像代替CT/MR图像来获取肿瘤变化的信息呢?

一、多模态图像转换的研究基础

图像风格迁移的早期模型是基于卷积神经网络提出的。该网络可以将两幅输入图像A和B的内容和风格特征相融合,并输出新的图像。其损失函数是内容和风格损失函数的线性组合,可以平滑地规范化强调内容重建或风格重建。但无论怎样调整参数,所得到的图像都会同时包含两幅输入图像的内容和风格,即不能在保留图像A内容的同时将其风格转换为图像B的风格。因此,该网络并没有在医学图像中得到广泛应用。

理想的风格迁移希望能够很好地保存原始输入图像的边界特征,使图像的完整性没有被破坏,而仅改变了图像的纹理和色调。基于生成对抗网络的深度学习模型通过生成器和判别器之间的相互博弈,能够使生成器最终合成与原始图像相似的特征图像。基于生成对抗网络开发出一些适合风格迁移的网络,目前应用较多的模型有pix2pix[1]和CycleGAN[2]。pix2pix模型是通过学习输入图像到标签图像的映射关系,并训练这种映射关系的损失函数,最终使其合成标签图像。该模型的特点是训练时需要将原始图像和其对应的标签同时导入模型,以使得模型学习标签数据的特征。因此,采用该模型时既要收集原始数据(如锥形束CT),又要收集标签数据(如CT或

MR），而且在导入模型前应将两者进行形变配准以保证像素之间的对应。在实际操作中，工作量极大，因此pix2pix模型并没有在实际临床中推广起来。CycleGAN模型采用了循环一致性损失函数，在训练时无须将原始图像和标签图像配对，因此在医学影像处理领域应用最为广泛。本节主要介绍CycleGAN网络的原理及其在放射治疗多模态影像风格迁移中的应用。

二、CycleGAN网络的基本原理

CycleGAN是由Zhu Junyan等[2]提出的一种生成对抗网络，用于解决不同域的图像之间风格相互转换的问题。传统的生成对抗网络由一个生成器（G）和一个判别器（D）组成（如图2-18），学习过程是单向的，即先由生成器学习目标图像的特征分布并输出伪图像，再通过判别器对伪图像和目标图像的相似性进行判别。而CycleGAN模型由两个生成器（G和F）和两个判别器（D_x和D_y）组成，整个网络呈环形对称结构。CycleGAN网络框架如图4-1所示。

我们用两种颜色的数据流分别表示从X域到Y域和从Y域到X域的转换。在CycleGAN网络中，数据的单向传递过程与传统生成对抗网络类似，只是增加了将合成后图像进行逆变换，并计算与原图像之间的最小化损失函数。从图4-1可以看出，两条数据流各有一个生成器和一个判别器，两者相互对称分布，这种结构最大的优点就是避免了X域中的所有图像都映射为Y域中的同一张图像，实现了X域和Y域不同图像之间的相互转换。

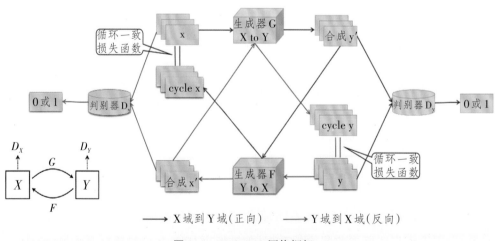

图4-1　CycleGAN网络框架。

既然CycleGAN网络是由两个对称分布的生成对抗网络组成的,那么整个网络的损失函数可以视为两个子网络损失函数的相互叠加。

从X域到Y域的转换损失函数为:

$$L_{GAN}\left(G, D_Y, X, Y\right) = E_{y \sim P_{data}(y)}\left[\log D_Y\left(y\right)\right] + E_{x \sim P_{data}(x)}\left[1 - \log D_Y\left(G(x)\right)\right] \quad (4-1)$$

同理,从Y域到X域的转换损失函数为:

$$L_{GAN}\left(F, D_X, Y, X\right) = E_{x \sim P_{data}(x)}\left[\log D_X\left(x\right)\right] + E_{y \sim P_{data}(y)}\left[1 - \log D_X\left(F(y)\right)\right] \quad (4-2)$$

循环一致损失函数为:

$$L_{cyc}\left(G, F\right) = E_{x \sim P_{data}(x)}\left[\left\|F\left(G(x)\right) - x\right\|_1\right] + E_{y \sim P_{data}(y)}\left[\left\|G\left(F(y)\right) - y\right\|_1\right] \quad (4-3)$$

上式中,x为X域原始图像,y为Y域原始图像,$G(x)$为X域到Y域的合成图像(y'),$F(y)$为Y域到X域的合成图像(x'),$F\left[G(x)\right]$为生成器G合成的图像再经生成器F还原回X域(cycle x),$G\left[F(y)\right]$为生成器F合成的图像再经生成器G还原回Y域(Cycle y)。G和F相当于两个相反的变换。$D_Y\left(y\right)$和$D_Y\left[G(x)\right]$分别为判别器D_Y鉴别输入图像为Y域的概率,以及生成器G合成y'为Y域的概率。$D_X\left(x\right)$和$D_X\left[F(y)\right]$分别为判别器D_X鉴别输入图像为X域的概率,以及生成器F合成x'为X域的概率。

网络的整体损失函数为:

$$L\left(G, F, D_X, D_Y\right) = L_{GAN}\left(G, D_Y, X, Y\right) + L_{GAN}\left(F, D_X, Y, X\right) + \lambda L_{cyc}\left(G, F\right) \quad (4-4)$$

仿照第2章第2节生成对抗网络的优化过程,判别器与生成器的优化同样是"最大最小化"的博弈过程。对判别器D_X和D_Y优化时,希望将损失函数最大化以增强判别能力;对生成器G和F优化时,希望将损失函数最小化以增强生成器的伪装能力。因此,CycleGAN网络的优化函数可写为:

$$G^*, F^* = \arg\min_{G,F} \max_{D_X, D_Y} L\left(G, F, D_X, D_Y\right) \quad (4-5)$$

三、生成器与判别器的设计

(一)生成器的设计

网络的生成器G和F均采用U型卷积神经网络(U-Net)设计,该网络采用编码器(下采样)和解码器(上采样)结构,在同一级下采样层和上采样层之间采用跳跃连接。编码阶段由步长为1和步长为2的卷积操作交替进行,负责提取图像的多尺度高维特征。在每个卷积层后加入Leaky ReLU损失函数(表2-4),其中α取0.2。解码阶段是通过将高一级特征进行反卷积,并与同级下采样层特征进行融合。这种将全局特征和局部特征相融合的学习方式可以获得更精确的输出。经过上采样后,特征的尺度恢复到与原始图像大小相同。此处原始图像(CBCT/CT图像)大小为512×512像素,因此,最后输出图像也应为512×512像素。生成器的网络结构如图4-2所示。

(二)判别器的设计

判别器的设计与生成器中编码器的设计类似,同样由步长为1和步长为2的卷积操作交替进行。卷积层后加入α取0.2的Leaky ReLU损失函数。判别器的输入应和生成器的输出大小一致(512×512像素),输出为32×32像素。其网络结构如图4-3所示。

四、传统CycleGAN网络的应用及改进

(一)传统CycleGAN网络的转换效果

CycleGAN网络可以实现两个域之间风格的互换。在临床放射治疗中,我们可以将锥形束CT图像作为X域,将锥形束图像作为Y域,实现锥形束CT与CT图像的互换。同样,我们也可以实现CT、MR、PET等模态的互换。Xiao Liang等[3]采用81例头颈部肿瘤患者的锥形束CT图像和CT图像对CycleGAN网络进行训练,取得了很好的效果。

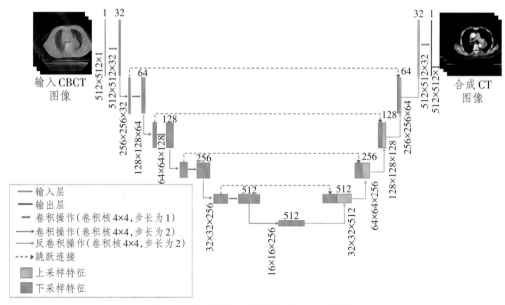

图4-2   生成器的网络结构(U-Net网络)。

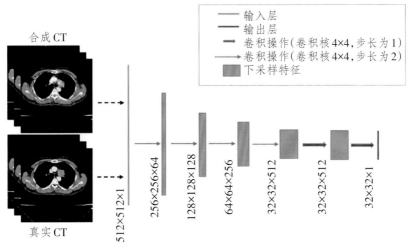

图 4-3　判别器的网络结构。

(二)CycleGAN 网络的改进

CycleGAN 网络的应用需要以大量不成对的数据集为基础,以充分获得待转换域图像的特征。当训练数据不足时,可能无法有效地学习到目标域特征,同时由于训练后模型泛化能力有限,因此得到的结果极易出现结构形变。如图 4-4 所示,我们采用少量脑部未配对数据集(1205 张 CT 图像和 1054 张 MR 图像,数据来自天津医科大学总医院)训练 CycleGAN 网络,希望将 CT 图像转换为 MR 的风格,结果发现,合成 MR 的组织和轮廓发生严重形变,合成结果与目标 MR 差距很大。

Cheng-Bin Jin 等[4] 在 CycleGAN 的基础上引入了配对数据的循环一致损失函数,提出了一种同时采用少量配对数据集与大量未配对数据集联合训练的模型。由于该模型最初的目的是将 CT 风格转化为 MR 风格,因此取名为 MR-GAN。该模型的训练策略,包括未配对数据集训练策略(等同于 CycleGAN)和配对数据集训练策略(图 4-5A)。配对数据集训练策略的基本思路是将真实图像和合成的目标域图像重新配对,并与原始配对图像进行判别比较。从配对数据对 $\{I_{CT}, I_{MR}\}$ 中取出目标域图像,与并最小化合成目标域图像的 L1 损失函数,如图 4-5B。

训练时,两种训练策略同步进行,非配对训练可以使网络充分地挖掘目标域的纹理和灰度等特征,而配对训练可以进一步提高网络对边界特征的提取能力。整个网络的优化过程与 CycleGAN 网络基本一致。MR-GAN 网络的正向和反向判别器 Dis_{MR} 和 Dis_{CT} 同时被优化,从而估计出样本来自目标域的概率。与此同时,优化生成器 Syn_{MR} 和 Syn_{CT},以便更好地合成目标域图像。网络的对抗损失函数如下:

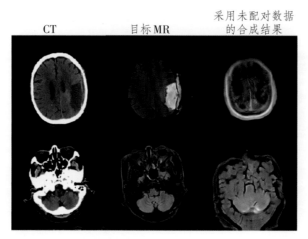

图4-4　采用少量脑部未配对数据集训练传统CycleGAN的结果。

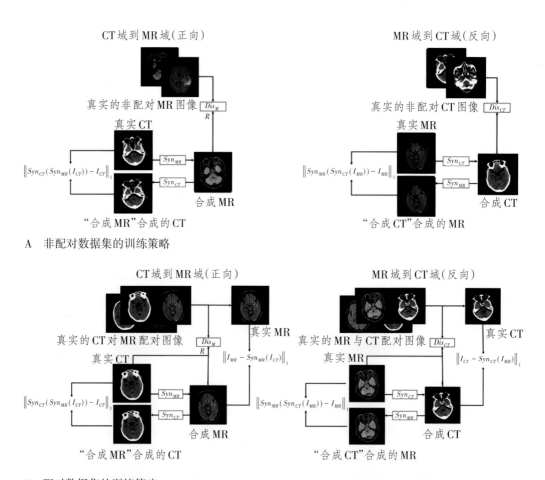

A　非配对数据集的训练策略

B　配对数据集的训练策略

图4-5　MR-GAN模型的训练策略。

$$L_{GAN}\left(Syn_{MR}, Dis_{MR}, I_{CT}, I_{MR}\right)$$

$$= E_{I_{MR} \sim P_{data}\left(I_{MR}\right)}\left[logDis_{MR}\left(I_{MR}\right)\right]$$

$$+ E_{I_{CT} \sim P_{data}\left(I_{CT}\right)}\left[\log\left(1 - Dis_{MR}\left(Syn_{MR}\left(I_{CT}\right)\right)\right)\right] \qquad (4\text{-}6)$$

$$+ E_{I_{CT}, I_{MR} \sim P_{data}\left(I_{CT}, I_{MR}\right)}\left[logDis_{MR}\left(I_{CT}, I_{MR}\right)\right]$$

$$+ E_{I_{CT} \sim P_{data}\left(I_{CT}\right)}\left[\log\left(1 - Dis_{MR}\left(I_{CT}, Syn_{MR}\left(I_{CT}\right)\right)\right)\right]$$

$$L_{GAN}\left(Syn_{CT}, Dis_{CT}, I_{MR}, I_{CT}\right)$$

$$= E_{I_{CT} \sim P_{data}\left(I_{CT}\right)}\left[logDis_{CT}\left(I_{CT}\right)\right]$$

$$+ E_{I_{MR} \sim P_{data}\left(I_{MR}\right)}\left[\log\left(1 - Dis_{CT}\left(Syn_{CT}\left(I_{MR}\right)\right)\right)\right] \qquad (4\text{-}7)$$

$$+ E_{I_{MR}, I_{CT} \sim P_{data}\left(I_{MR}, I_{CT}\right)}\left[logDis_{CT}\left(I_{CT}, I_{MR}\right)\right]$$

$$+ E_{I_{MR} \sim P_{data}\left(I_{MR}\right)}\left[\log\left(1 - Dis_{CT}\left(I_{MR}, Syn_{CT}\left(I_{MR}\right)\right)\right)\right]$$

上面两式中,式(4-6)为正向判别器损失函数,式(4-7)为反向判别器损失函数。等式的前两项为未配对数据集训练的判别器损失项,后两项为配对数据集训练的判别器损失项。为了进一步缩小配对数据和非配对数据可能映射函数的空间,此处使用了双向循环一致损失函数。在正向训练时,CT域的每一个图像在合成MR域图像后,可以反向变换为CT域图像,此图像应该与原始CT域图像尽可能相似。例如,$I_{CT} \to Syn_{MR}\left(I_{CT}\right) \to Syn_{CT}\left(Syn_{MR}\left(I_{CT}\right)\right) \approx I_{CT}$。同样,在反向训练时,MR域的每一个图像在合成CT域图像后,同样可以反向变换为MR域图像,此图像应与原始MR域图像尽可能相似。例如,$I_{MR} \to Syn_{CT}\left(I_{MR}\right) \to Syn_{MR}\left(Syn_{CT}\left(I_{MR}\right)\right) \approx I_{MR}$。双向循环一致损失函数可以表示如下:

$$L_{dual\text{-}cyc}\left(Syn_{MR}, Syn_{CT}\right)$$

$$= E_{I_{CT} \sim P_{data}\left(I_{CT}\right)}\left[\left\|Syn_{CT}\left(Syn_{MR}\left(I_{CT}\right)\right) - I_{CT}\right\|_1\right]$$

$$+E_{I_{MR} \sim P_{data}(I_{MR})} \left[\left\| Syn_{MR}\left(Syn_{CT}\left(I_{MR}\right)\right) - I_{MR} \right\|_1 \right] \tag{4-8}$$

$$+E_{I_{CT}, I_{MR} \sim P_{data}(I_{CT}, I_{MR})} \left[\left\| Syn_{CT}\left(Syn_{MR}\left(I_{CT}\right)\right) - I_{CT} \right\|_1 \right]$$

$$+E_{I_{MR}, I_{CT} \sim P_{data}(I_{MR}, I_{CT})} \left[\left\| Syn_{MR}\left(Syn_{CT}\left(I_{MR}\right)\right) - I_{MR} \right\|_1 \right]$$

MR-GAN 模型的对抗损失函数(4-6)至(4-8)与 CycleGAN 模型的对抗损失函数 (4-1)至(4-3)形式基本一致。此外,有学者发现,将对抗损失函数与更传统的损失函数(如 L1 损失项)结合起来可以更好地合成目标域图像[5]。合成 MR(Syn_{MR})与合成 CT (Syn_{CT})的 L1 损失项定义如下:

$$L_{L1}\left(Syn_{MR}, Syn_{CT}\right)$$

$$= E_{I_{CT}, I_{MR} \sim p_{data}(I_{CT}, I_{MR})} \left[\left\| I_{MR} - Syn_{MR}\left(I_{CT}\right)\right) \right\|_1 \right] \tag{4-9}$$

$$+E_{I_{MR}, I_{CT} \sim p_{data}(I_{MR}, I_{CT})} \left[\left\| I_{CT} - Syn_{CT}\left(I_{MR}\right)\right) \right\|_1 \right]$$

因此,网络总损失函数如下:

$$L\left(Syn_{MR}, Syn_{CT}, Dis_{MR}, Dis_{CT}\right)$$

$$= L_{GAN}\left(Syn_{MR}, Dis_{MR}, I_{CT}, I_{MR}\right)$$

$$+L_{GAN}\left(Syn_{CT}, Dis_{CT}, I_{MR}, I_{CT}\right) \tag{4-10}$$

$$+\lambda L_{dual-cyc}\left(Syn_{MR}, Syn_{CT}\right)$$

$$+\gamma L_{L1}\left(Syn_{MR}, Syn_{CT}\right)$$

其中,参数 λ 和 γ 作为双向循环损失函数和 L1 损失项的分配权重。网络的优化函数为:

$$Syn_{MR}^* = \arg \min_{Syn_{MR}, Syn_{CT}} \max_{Dis_{MR}, Dis_{CT}} L\left(Syn_{MR}, Syn_{CT}, Dis_{MR}, Dis_{CT}\right) \tag{4-11}$$

(三)改进的 CycleGAN 网络的转换效果

我们采用图 4-4 中图像转换失败的数据集(1205 张 CT 图像和 1054 张 MR 图像)作为未配对数据集,同时加入 340 对 CT 和 MR 图像对作为配对数据集。我们同样希望将 CT 域图像转换为对应 MR 域图像。改进的 CycleGAN 网络与传统 CycleGAN 网络相比转换效果有明显改善,如图4-6所示。

　　此外,我们利用胸部锥形束CT数据和强化CT数据对改进的CycleGAN网络进行训练,希望将锥形束CT图像转换为强化CT纵隔窗和肺窗图像。从图4-7可以看出,合成图像比原始锥形束CT图像有更高的密度分辨率,图像包括的信息量也更加丰富。在纵隔窗上,合成图像的血管和肿瘤组织有明显边界;而在肺窗上,合成图像的肺纹理也较锥形束CT图有明显的增强。通过比较合成CT图像和真实CT图像之间的差异(伪彩图),可以看出,合成图像和真实图像的差异很小,两者差异较大的区域主要集中在灰度变化较大的边界上。锥形束CT图像到CT图像的风格转换有助于医生对放射治疗患者在治疗期间肿瘤的变化进行及时观察,并为后续治疗方案的选择提供指导。

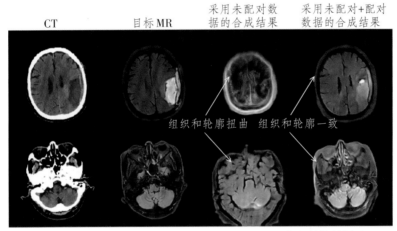

图4-6　改进的CycleGAN网络与传统的CycleGAN网络的转换效果对比。

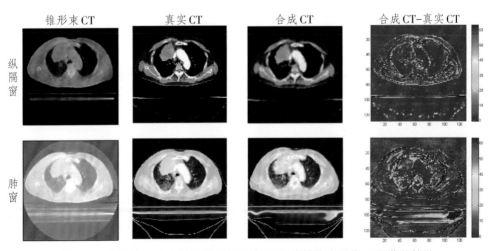

图4-7　改进的CycleGAN网络对锥形束CT图像转换为强化CT图像的结果。

小结

本节重点介绍了CycleGAN作为一种风格迁移模型在医学图像转换中的应用。理论上,CycleGAN模型仅需要未配对数据集就能实现风格转换。但实践发现,在数据量较少的情况下,CycleGAN可能会带来转换图像扭曲的弊端。因此,我们采用Cheng-Bin Jin提出的方法,引入了配对数据的循环一致损失函数,采用了少量配对数据集匹配不同数据的轮廓,同时采用大量未配对数据集学习不同模态图像的特征,取得了不错的效果。不同模型图像的风格转换在放射治疗中有非常重要的作用。例如,对于一些CT无法识别的组织可以将其转换成强化CT甚至MR图像,这对于肿瘤靶区和危及器官的勾画很有帮助。再例如,医生想观察患者在治疗期间靶区周围的剂量分布情况,可以通过将锥形束CT图像转换成CT图像,并在得到的CT图像中计算剂量分布。

第二节　人工智能在靶区及危及器官自动勾画中的应用

　　放射治疗是肿瘤治疗的重要手段之一,精确的靶区及危及器官勾画是放射治疗计划设计的前提和保障,以往这些轮廓都是由放射治疗医生在定位CT上手工进行逐层勾画的,勾画过程耗时费力,而且由于主观因素、经验、知识等原因导致不同医生的勾画结果存在差异,因此临床上迫切需要精准、高效的自动勾画系统,以减轻医生的负担,并提高勾画的准确性和一致性。人工智能的进步为自动勾画系统的发展提供了新的方向,目前基于机器学习的自动勾画系统已经相对成熟,并逐步成为放射治疗临床勾画应用中的主流产品。

一、自动勾画技术的发展

　　自动勾画近年来发展迅速,已形成商业化的产品应用于临床,从技术上讲,主要分为基于图谱库(Atlas)和基于机器学习两种。前者通过建立图谱模板库,结合形变配准及模板匹配实现靶区和危及器官的自动勾画,但由于建立图谱库的模板数量会直接影响自动勾画结果,且自动匹配往往存在不一致性,导致自动勾画结果经常需要手工修改。后者主要利用机器学习算法来学习标准数据集的深层次特征,从而实现自动勾画,具有更高的准确度,已有研究证明传统机器学习(支持向量机、随机森林)在医学图像分割中表现较好[6],但一般需要手工提取特征,相对复杂。后来随着卷积神经网络的发展,以U-Net为代表的深度卷积神经网络广泛应用于靶区和危及器官的分割,并取得了较为理想的效果。U-Net基于编码器解码器结构,通过跳跃连接的方式实现下采样路径与上采样路径中的特征融合,结构简明稳定,在小样本数据集中依然表现较好,因此非常适合医学图像的自动分割。

目前,利用深度学习进行靶区和危及器官的自动勾画已取得巨大进展。2017年,Ibragimov和Xing[7]首先利用卷积神经网络进行放射治疗中头颈部危及器官的自动分割,大约4分钟的时间可以完成9种危及器官的勾画,Dice相似系数(DSC)为0.37(视交叉)~0.9(下颌骨)。自此多个研究组开展了基于深度学习的自动勾画工作,Nikolov等[8]利用663个头颈部CT进行3D U-net模型训练,得到的模型可以自动勾画临床中常用的24种危及器官,并达到和专家勾画相同的水平。中国医学科学院肿瘤医院的Zhang等[9]利用基于ResNet-101的卷积神经网络模型完成了胸部多个危及器官的自动勾画,模型整体表现优于基于Atlas的模型。Macomber等[10]利用深度决策森林模型完成了前列腺癌危及器官的自动勾画模型,自动勾画结果优于4种商用勾画软件。除了危及器官的自动勾画,基于机器学习的靶区自动勾画也逐步实现。中国医学科学院肿瘤医院的Men等[11]利用深度空洞卷积神经网络(DDCNN)完成了直肠癌临床靶区(CTV)和危及器官的自动勾画,利用深度空洞残差网络(DD-ResNet)完成了乳腺癌临床靶区的自动勾画[12];中山大学肿瘤防治中心的Lin等[13]利用三维CNN实现了基于MR的鼻咽癌肿瘤区(GTV)自动勾画;北京协和医院的Liu等[14]利用DpnUNet进行宫颈癌的临床靶区和危及器官自动勾画,自动勾画和专家勾画的结果基本一致。

二、基于深度学习的自动勾画基本流程

基于深度学习的器官自动勾画需要让机器学习算法挖掘图像中的深度特征,以不同特征对图像中的所有像素进行分类,进而确定为不同的结构,因此自动勾画模型的训练是其中的关键,训练的基本流程如图4-8所示,包括:①数据获取;②数据预处理;③模型设计;④模型训练;⑤模型验证。

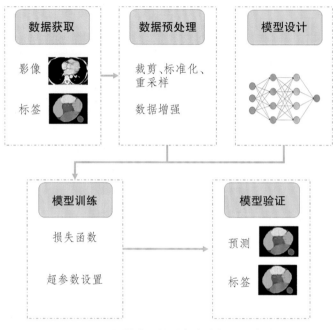

图 4-8　基于机器学习的器官自动勾画基本流程。

(一)数据获取

数据获取主要包括影像数据的获取和作为训练基准的标签数据的获取。影像数据包括 CT、MR、PET 等多种影像,标签数据主要由专家根据勾画指南手工勾画获取,包含了专家的知识和经验。对标签数据,根据勾画类别设置掩码。例如,如果图像中存在一种靶区和两种危及器官,则可以把不属于靶区与危及器官的背景区域像素的灰度值设置为 0,两种危及器官分别设置为 1 与 2,靶区设置为 3。

(二)数据预处理

数据的预处理对降低模型的训练难度及提高模型精度十分有用,一般包括图像裁剪、标准化、重采样和数据增强。

1.图像裁剪

图像裁剪将三维的医学图像裁剪到它的非零区域,具体方法是在图像中寻找一个最小的三维边界,将边界以外区域的值设置为 0。裁剪后的图像对分割结果没有影响,但可以减小图像尺寸,避免无用的计算,提高效率。

2.标准化

将图像送入模型训练之前,为简化模型计算难度,一般先将图像的灰度值压缩到 0 和 1 之间,接着使用 z-scoring(即减去均值除以标准差)使每张图像的灰度值都能具有相同的分布,以使模型具有更好的学习数据特征。

3.重采样

由于不同型号设备获得的图像数据中一个像素点所代表的实际空间大小可能并不一致,而基于神经网络的图像分割是以像素点进行分类的,因此可能导致分割区域的物理尺寸失真。为了避免这类问题出现,需要对不同图像数据在体素空间进行重采样,保证在不同的图像数据中,每个体素所代表的实际物理空间一致。对于影像数据,可以使用二次插值或者三阶样条插值方法,这样可以在图像缩放后较好保持图像的特征。对于标签数据,一般采用最近邻插值法,这是因为标签数据对应影像数据中像素点的分类,即形如0、1、2这样的整数值,使用二次或三次插值时会产生带有小数部分的错误值,故在重采样过程中采用最近邻插值法。

4.数据增强

训练数据过少会导致过拟合现象的发生,即模型在训练时正确率很高甚至达到100%,但是在验证集中表现很差。过拟合现象的产生通常是因为用来训练的数据过少,设计的模型过于复杂,在训练过程中模型完美地学习了数据集中所有的特征。过拟合会使得模型的泛化能力与鲁棒性减弱,为避免过拟合现象的产生,可以使用数据增强的方式对训练数据进行扩充,增加训练数据,一般通过翻转、平移、旋转、缩放、更改亮度等方法来实现。

(三)模型设计

模型的结构设计很大程度上决定了模型的表现,传统的机器学习模型一度十分流行,但设计和提取特征的复杂性制约了其发展,随着卷积神经网络等深度学习的发展,深度学习逐渐在图像分割中大放异彩,形成了以全卷积网络(FCN)、U-Net及其变体为代表的网络架构,下面介绍一些经典的网络模型。

1.全卷积网络

第2章已经介绍了卷积神经网络,而FCN是在卷积神经网络基础上进行的改进。FCN将CNN中用于预测图像分类的全连接层替换为反卷积层,使得FCN可以对图像的每一个像素进行分类从而完成分割。如图4-9所示,先构建多层卷积层进行卷积运算,提取图像局部特征和深层特征信息,并通过池化层不断增大感受野,减小特征图像尺寸,最后利用上卷积进行逆运算来还原图像。根据上采集操作方式,可以分为FCN32s、FCN16s和FCN8s,FCN32s是直接对pool5进行32倍放大变回输入图像分辨率大小的像素预测空间;FCN16s利用了pool5及pool4的特征进行还原,相对更加精

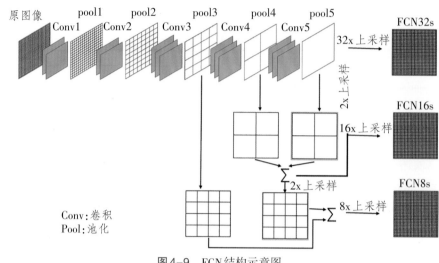

图4-9 FCN结构示意图。

细;FCN8s将pool3的特征也考虑进去进行融合,还原更多细节。

2.U-Net

U-Net模型建立在FCN的体系架构上,其最重要的特性是收缩路径与扩展路径等分辨率层之间的快速跳连,这些连接为反卷积层提供了高分辨率特征图,可以得到更加精确的输出(图4-2)。为了更好地进行三维分割,引入了三维U-Net,其结构和二维U-Net类似,只是从二维变成了三维。为了解决更深层的问题,Milletari等[15]引入残差,同时用卷积层代替上采样和下采样的池化层,形成V-Net,其网络深度更深,表现更好,但参数也相应增加。

3.U-Net变体

由于图像分割任务的目标不同,其网络结构也不尽相同,一般会根据要解决的问题对U-Net进行改进,来提升模型的分割能力。常用的模块包括残差网络模块、ResNet密集连接模块(DenseNet)、集中注意力机制的模块(Attention U-Net)、加入循环卷积的模块(R2U-Net)等。

ResNet解决了随着神经网络宽度和深度的增加出现的网络退化问题,通过增加一个跳连,使残差块的输入通过残差路径直接叠加到残差块的输出之中,以保证增加的网络层数不会削弱网络的表达性能。图4-10展示了模型中的残差模块。

DenseNet采用的是一种更密集的连接方式,将每一层与其余层密集连接,以确保各层之间的信息流动达到最大,使信息更好地交互。DenseNet采用的稠密块可以看作是ResNet中残差块的扩展,特征图之间采用稠密连接的方式强化了特征重用,使模型更好地学习和提取图中的特征。但稠密块中频繁的拼接操作会增加模型训练时间,同时占用较多的计算资源。图4-11展示了DenseNet中的稠密块。

Attention U-Net的主要思想是强化特征,可以用多种形式实现。例如,可以在扩展路径上的特征图与收缩路径上对应的特征图进行拼接之前,使用一个注意力门抑制无关区域中的特征激活来提高模型的分割准确性。

R2U-Net将ResNet和循环神经网络(RNN)结合,这能让神经网络记忆序列化的输入信息在隐式地增加原始卷积神经网络深度的同时,增强模型特征积累和特征表达的能力。

(四)模型训练

1.参数设置

参数设置包括模型参数设置和训练参数设置,模型参数分为人工设计的模型超参数和模型权重、偏置等参数的初始化,而训练参数主要是指配置训练的超参数。

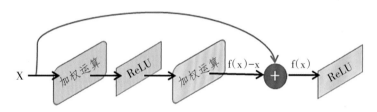

图4-10 ResNet中的残差块示意图。

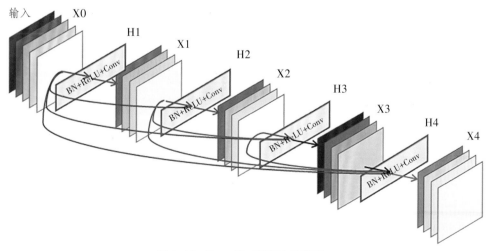

图4-11 DenseNet稠密块示意图。

模型设置阶段存在两类参数。第1类为针对模型结构的超参数,此类参数多为人工设计且通常不在训练过程中更新数值。以卷积操作为例,在设计卷积神经网络时使用多少卷积层、每一层卷积操作的核大小、每次卷积核移动的步长、输入卷积层与输出卷积层的通道数等,均是在设计网络时设置好的,在训练过程中不再进行改变。其他常见的还有池化层的窗口值与步长值,使用 Leaky ReLU 作为激活函数时的 Alpha 值,反卷积中的通道数、步长、核大小等。第2类参数是在训练过程中根据反向传播更新的参数,这一部分参数会在训练前随机初始化一个数值,然后依据训练时的损失更新参数。以卷积层为例,卷积核在人为设置好后,其权重与偏置需要在训练过程中更新。其他常见的还有批标准化层(BN)中的权重与偏置,反卷积层中的权重与偏置等。

模型训练阶段需要对训练过程中的参数进行设置,因为配置训练的参数均需要人为给定,因此配置训练的参数均属于超参数。例如,训练时可以根据机器的规格调整每一次训练时的批次,同时还需要设置共计训练的轮次。使用优化器时可以设置初始的学习率,是否利用权重衰减和具体的数值。另外,在读取数据时对数据进行随机旋转、随机平移和具体数值都可以在训练之前设置完毕。

2.损失函数

模型训练的本质是找到合适的参数,从而使模型的预测值和真实值差距最小,损失函数是其中一个关键,其用来衡量模型输出和基准值之间的差距,从而为模型的优化指明方向。医学影像分割任务中常用的损失函数包含如下几种:

(1)交叉熵损失函数。交叉熵主要刻画的是实际输出(概率)与期望输出(概率)的距离,也就是交叉熵的值越小,两个概率分布就越接近,公式见第2章式2-22。

(2)焦点损失函数。焦点损失函数是在交叉熵损失函数基础上进行的修改,主要是为了解决目标检测中正负样本比例严重失衡的问题。该损失函数降低了大量简单负样本在训练中所占的权重,也可理解为一种困难的样本挖掘。公式见4-12,其中 α 为平衡权重因子,γ 为超参数。

$$L_{FL}(y, y') = \begin{cases} -\alpha(1 - y')^{\gamma}\log y' & y = 1 \\ -(1 - \alpha)y'^{\gamma}\log(1 - y') & y = 0 \end{cases} \quad (4\text{-}12)$$

(3)Dice损失函数。Dice相似系数是一种评估两个轮廓区域相似度的函数,通常用于计算两个样本的相似度或者重叠度,其范围为(0,1)。使用Dice相似系数描述模型性能时,Dice 相似系数接近 0 说明预测标签与客观真实不相似。反之,接近 1 则说明预测值与真实值相似。Dice 相似系数与 Dice 损失的计算公式如下所示:

$$DSC = \frac{2\left|V_{seg} \cap V_{gt}\right|}{\left|V_{seg}\right| + \left|V_{gt}\right|} = \frac{2TP}{FP + 2TP + FN} \tag{4-13}$$

$$L_{Dice} = 1 - DSC \tag{4-14}$$

上式中 V_{seg} 为模型预测集,V_{gt} 为标签集,DSC 表示标签中某一类的集合与预测中该类集合的交集与两个集合中全部元素的比值。Dice 相似系数的数值越大,说明预测和标签重叠程度越好,损失越小。

3. 迭代优化

设网络参数集合 $\theta = \left\{w_1, w_2, \cdots, w_n, b_1, b_2, \cdots, b_n,\right\}$,经过一次训练计算得到的损失为 $Loss(\theta)$,并依据梯度下降法和求导的链式法则,对集合中的每一个元素进行更新。

$$\theta_i := \theta_i - \eta \frac{\partial Loss(\theta)}{\partial \theta_i} \tag{4-15}$$

其中,η 为学习率,即每次更新时移动的步长。在训练过程中计算预测值与真实值之间的损失,使用反向传播算法更新参数。在使用深度学习框架时,这一步骤由优化器完成。常见的优化器有随机梯度优化器、Adam 优化器等。

(五)模型验证

模型验证是为了验证模型是否真的学习到了数据的特征,并测试模型是否能够有效地提取数据特征。模型使用训练集中的数据进行学习与训练,可以提取训练集中数据的特征,我们将训练得到的参数进行保存,并使用这些参数来预测验证集中的数据。利用模型对验证集中的数据进行预测,并与真实的标签进行比较,可以评估模型的性能。如果模型在验证集中的表现令人满意,那么说明模型的泛化能力较强;反之,则说明模型存在过拟合现象,即模型在训练集中的性能优异,但在验证集中给出的预测存在缺陷或者完全错误,这时需要对模型进行修改以缓解过拟合现象。

评价分割模型的性能时,常用前文介绍的 Dice 相似系数来衡量预测值与真实值的重叠程度,用豪斯多夫距离(HD)来衡量分割边界的一致性。豪斯多夫距离描述度量空间中两个子集之间的距离,是从一个集合中的一个点到另一个集合中最近点的所有距离中最大的一个,其计算公式如下:

$$HD(x,y) = \max\left(hd_{xy}, hd_{yx}\right)$$

$$hd_{xy} = max_{x \subset C_{pred}} \min_{y \subset C_{GT}} d(x,y) \tag{4-16}$$

$$hd_{yx} = max_{y \subset C_{GT}} \min_{x \subset C_{pred}} d(y,x)$$

其中$d(x,y)$表示空间中两点的欧氏距离。由于HD表征两个集合的最大差异,因此对勾画的异常点十分敏感,因此临床中通常利用95%HD值进行模型分割准确性的评估。

三、基于U-Net的靶区及危及器官自动勾画实例

(一)实验数据的获取与预处理

选取本单位(天津医科大学总医院)接受术后辅助性放射治疗的宫颈癌患者60例。定位时患者采取仰卧位,用Philips Brilliance Big Bore CT模拟定位机采集图像,扫描范围包括整个盆腔淋巴引流区,从L3到股骨中段,图像分辨率为512×512,扫描层厚5mm。将得到的定位CT图像传至MIM maestro,由一名经验丰富的放射治疗医生根据RTOG标准进行临床靶区和危及器官的勾画,危及器官包括膀胱、直肠、左侧股骨、右侧股骨,勾画完成后由高年资医生进行独立审核。

将60套数据随机分为训练集、验证集和测试集,其中训练集40套、验证集和测试集各10套。标签Mask通过读取RT structure文件中的靶区及危及器官轮廓的位置坐标得到,然后生成对应于CT图像矩阵的三维矩阵。

(二)模型构建

本次实验采用U-Net模型进行自动分割,模型的结构如图4-12所示,由编码器和解码器组成,编码器进行下采样,用于提取图像特征,解码器进行上采样,用于完成像素水平的分类从而实现分割。下采样路径是典型的卷积神经网络架构,第1层包括两个连续的卷积层,卷积核大小为3×3×64,步长为1,然后连接池化层,使用最大池化方法(2×2)进行下采样,下采样后图像尺寸变为原来的一半,但卷积通道数加倍。上采样时先进行反卷积(2×2),使特征图尺寸加倍,但通道数减半,接着和编码器同层的特征图拼接,拼接后再进行两次连续的卷积,重复三次后通过1×1卷积和Softmax函数得到输出分割图像。所有的卷积过程都连接批标准化层(BN)和ReLU激活函数,用于损失函数的快速收敛。

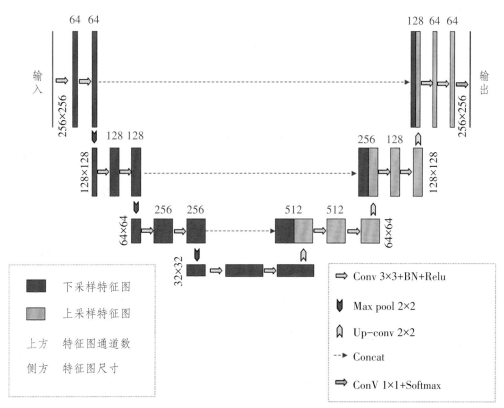

图 4-12   U-Net 网络结构图。特征图的通道数用红色数字标注在特征图上方,特征图尺寸用黑色标注在侧方。Conv:卷积;BN:批标准化层;Relu:线性整流函数,一种激活函数;Up-conv:上采样;Concat:跳跃连接。

(三)模型训练与验证

网络中所有卷积运算、反卷积运算中的权重采用 He 初始化方式进行初始化[16],偏置则全部初始化为 0,BN 层中的权重与偏置分别初始化为 1 和 0。训练时将学习率初始化为 1e-3,共计训练 300epoch。每训练 100epoch 将学习率乘以 0.1。我们使用 PyTorch 作为本次实验的框架,选择 Adam 优化器作为实验中使用的优化器,实验中使用了将传统的交叉熵损失函数与 Dice 损失函数相结合的混合损失函数作为训练时的损失函数。在训练过程中我们对训练集数据进行了重采样以保证训练集数据中每一个像素点代表的实际空间相近。为防止过拟合,在将训练数据与标签送入模型前都会对其进行随机旋转操作与随机平移操作。我们以 15° 为一个旋转角度,将数据与标签在 0~90° 之间随机旋转。我们以 10 个像素为单位平移量,将数据与标签以图像中心点为原点向左或向右随机移动 30 像素。

选择 Dice 相似系数与 95%HD 作为评价模型性能的评价指标。每训练 20epoch 后我们将训练数据保存,并直接在验证集中测试模型性能,计算两个评价指标,最终在验证集中保存性能最好的那组参数。

(四)结果

如表 4-1 所示,基于 U-Net 的自动勾画模型在危及器官的自动勾画中效果很好,DSC 达到 0.85 以上,双侧股骨由于边界比较清晰,DSC 达到了 0.87 和 0.88,95% 豪斯多夫距离小于 2mm,膀胱和直肠的 95%HD 为 3.6mm 和 3.5mm,完全可以满足临床要求。对临床靶区,自动勾画的效果稍差,DSC 为 0.76,95%HD 为 7.9mm,但从图 4-13 可以看出,自动勾画和手工标准勾画的临床靶区还是比较一致的。

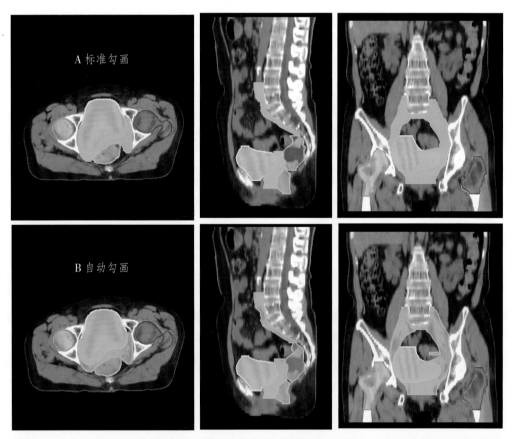

图 4-13　宫颈癌术后临床靶区和危及器官勾画。(A)标准勾画;(B)自动勾画(绿色:临床靶区;黄色:膀胱;蓝色:直肠;紫色:左股骨;橙色:右股骨)

表 4-1 自动勾画的量化评估

器官	DSC	95%HD(mm)
临床靶区	0.76±0.09	7.9±2.1
膀胱	0.86±0.05	3.6±3.1
直肠	0.87±0.05	3.5±1.2
左股骨	0.88±0.04	1.4±0.2
右股骨	0.87±0.04	1.3±0.2

小结

目前基于机器学习的自动勾画已逐渐成熟,迅速形成产品并逐步应用于临床中,如柏视的 PV-iCurve、连心医疗的 Aicontour、医智影的 RT-Mind、联影的 uAI 和 Manteia 的自动勾画软件,都支持全身多种危及器官的自动勾画,这些大大提高了放射治疗医生的工作效率。然而,对于靶区的勾画,目前仍然处于探索阶段,由于不同单位采集图像的标准存在差异、靶区勾画的细节不尽相同,使自动勾画模型在单位内部使用时准确性相对较高,但在不同单位使用时结果往往不尽如人意。随着放射治疗标准的统一、大数据的共享和机器学习算法的进一步发展,有望实现放射治疗靶区和危及器官的全自动勾画,为放射治疗的精准化发展助力。但需要注意的是,自动勾画的结果需要经过专业医生的审核,通过后才能应用于临床。

第三节　人工智能在放射治疗计划
自动设计中的应用

放射治疗是肿瘤治疗的重要手段,随着调强放射治疗和影像引导放射治疗技术的发展,放射治疗实现了精确定位、精确计划到精确治疗,可以在杀灭肿瘤的同时更好地保护正常组织。放射治疗计划设计是调强放射治疗中的重要环节,通过逆向优化算法,寻找各子野的方向、形状和权重,进而形成一系列机架角度、准直器角度、多叶准直器运动和剂量率调节的机器参数,供加速器执行。这个过程实际上是一个多目标优化过程,靶区的剂量目标和多个危及器官的剂量约束往往是相互制约的,设计者需要根据自己的经验进行多次尝试和优化才能找到最优的平衡,这种试错调整的过程需要耗费大量的时间和精力。头颈部等复杂部位放射治疗计划的制订,往往需要几天时间才能完成。而且计划质量很大程度上依赖于设计者的经验和花费的时间,这就使得放射治疗计划的同质化难以实现。

随着计算机运算能力的提高,人工智能近年来发展迅速,多种理论和算法相继涌现,并迅速应用于各个领域。在放射治疗计划设计方面,基于人工智能的自动计划设计已经开始应用于临床,不仅可以为计划设计者节省大量的时间,而且提高了放射治疗计划的同质化水平。总的来说,可以分为基于模板、基于规则和推理、基于经验知识预测、基于多目标优化等几种技术。

一、基于模板的自动计划设计

同一病种的放射治疗计划设计常常具有相似性、规律性和重复性的特点,将这种规律设置为模板可以显著提升工作效率,这是自动计划的初期实现模式。模板一般由经验丰富的计划设计者根据病种进行设置,通常包括处方剂量、射束能量、射束方向、准直器角度、靶区和危及器官的优化目标等。不同的计划系统通过不同的方式实现,例如 Monaco 可以直接将一个具有代表性的临床放射治疗计划保存为模板,Pinnacle 可以通过脚本实现模板的设置和调用。模板的使用可以为设计者减少大量的重复性劳动,节省时间,但是由于不同患者的解剖结构不尽相同,靶区和危及器官之间的位置关系也存在差异,直接利用模板很难生成理想的计划,因此计划优化时常常需要人工进一步调整优化参数,通过模板难以实现全自动化计划设计。

针对模板计划存在的缺陷,Livia 等[17]利用 Monaco 计划系统的多目标优化(MCO)功能实现了肺部容积旋转调强放射治疗立体定向计划的通用模板自动计划设计。Monaco 有两种优化模式,即约束和帕累托。约束模式下系统优先满足危及器官的约束条件,然后再尽量实现靶区的剂量目标;在帕累托模式下,优先保证靶区剂量目标,再尽量实现危及器官的约束。选择多目标优化时系统在满足靶区剂量及危及器官约束目标后还会继续优化,以进一步降低危及器官的剂量,直到影响靶区包绕。因此,借助 Monaco 的多目标优化可以实现自动计划通用模板,其生成过程如下(图4-14):

(1)创建通用模板;

(2)将模板应用于样本病例中的第1例;

(3)如果得到的计划满足临床要求,则继续应用于第2例和其他病例;

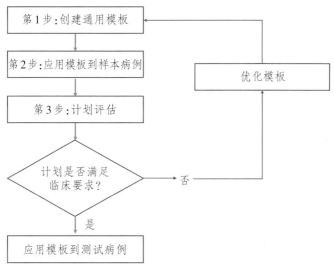

图4-14 计划模板生成流程图。

(4)如果得到的计划不满足要求,则修改目标函数和约束条件,直至满足临床要求,并将调整后的模板应用于所有样本病例进行评估;

(5)所有样本病例都通过后,将模板用于测试病例,评估模板的有效性。Livia等人的研究结果表明,基于多目标优化的通用模板,自动计划和手动计划相比靶区包绕类似,且更好地保护了危及器官,提高了效率,是一种可行的自动计划策略。

二、基于规则和推理的自动计划设计

在计划优化的过程中,靶区的剂量目标和危及器官的剂量约束是相互影响的,为了找到最优化平衡,设计者需要根据初步结果判断优化方向,并迭代调整优化条件。如果将这种判断转化为计算机可识别的规则和推理来模拟设计者优化调整的过程,即可实现自动计划设计。用计算机语言来表示,实际上就是一系列"if-then"的判断过程。

2014年,Boylan等[18]利用脚本在Pinnacle上设计了一种自动计划设计方案(图4-15),首先将优化目标分为3个等级,靶区包绕为Level1,串行危及器官的约束为Level2,并行危及器官的约束为Level3,然后设置初始优化目标,优化后比较计算剂量和目标剂量的差异。如果满足上一级目标,则进入下一级优化;如果不满足,则按照设定的规则对约束进行调整,如改变权重或剂量目标,直至完成3级优化,从而实现了基于规则的自动计划设计。

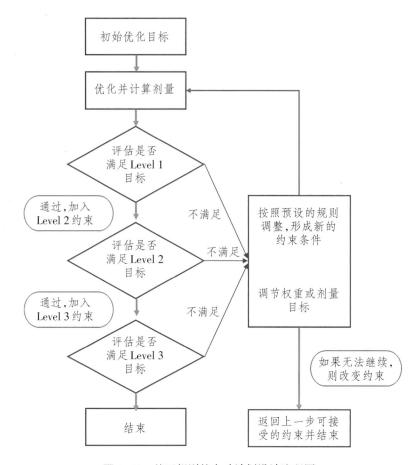

图4-15　基于规则的自动计划设计流程图。

　　已经商用的 Pinnacle 自动计划模块 AutoPlanning 采用类似的策略,使用者先利用模板生成初始优化目标,设定不同目标的优先级。系统自动生成辅助结构,如靶区和危及器官的交叠区、控制剂量跌落的环及控制剂量均匀性的结构。随后系统自动生成优化条件,通过步进式反复优化和逐步微调,进行相当于手工5轮的优化过程,实现靶区覆盖最大化和危及器官剂量最小化,如果对剂量均匀性和冷热点不满意,还可以通过高级设置进行控制。

　　最近,有研究者利用人工智能来模拟手动优化过程,基于模糊逻辑,将推理过程转化为一系列的"if-then"规则,从而控制计划系统进行优化调整。Stieler 等[19]基于模糊神经网络和 Eclipse 的应用程序接口(API)完成了优化过程中规则的训练和学习,从而模拟人工优化调节,有效降低了危及器官的剂量。随着深度学习的快速发展,强化学习开始用于规则的学习,Shen 等[20]利用 Q 学习(Q-learning)训练了虚拟计划设计网络（VTPN），可以模拟人工设计者调节优化参数，得到了高质量的前列腺癌放射治疗计划。

基于规则和推理的自动计划设计目前已经广泛应用于临床，在头颈部、前列腺、直肠、食道等部位的计划质量都类似或优于人工计划，但理想的初始优化模板和合理的规则是自动计划成功的关键。

三、基于经验知识的自动计划设计

在放射治疗逆向计划设计过程中，参考以往类似的优质计划进行优化参数设置，可以提高计划质量和优化效率。因此，基于经验知识进行自动计划设计备受青睐。

（一）计划图谱库

建立计划图谱库是最直接的办法，利用以往某个部位优质的计划建立专家图谱库，根据靶区和危及器官的相对位置关系设置相似性选择标准，针对新的计划，根据相似性标准从库中选择最匹配的计划，将优化参数和剂量信息移植到新的计划上实现自动计划。

（二）剂量体积直方图的预测

由于个体差异，基于图谱库的方法常常需要足够多且具有多样性的优质计划才能在使用过程中满足临床需求。为了解决这个问题，Yuan 等[21]建立了预测剂量体积直方图（DVH）的数学模型，利用危及器官和靶区的几何位置关系〔几何位置关系用危及器官和靶区的距离直方图（DTH）来表征〕，通过主成分分析算法建立 DTH 和 DVH 之间的联系，得到预测模型，然后通过模型指导后续的计划设计。瓦里安公司 Eclipse 三维治疗计划系统中的 Rapid Plan（RP）工具就是基于此模型的商业化产品，它将危及器官分为4个区域，分别为野外区、叶片透射区、野内区和靶区交叠区。假设模型野外区的剂量为0，叶片透射区剂量为处方剂量的5%，靶区交叠区为处方剂量，作为重点优化对象的野内区没有预设剂量条件，而是利用主成分分析算法结合拟合建模技术，使用基于位置的剂量推算算法（GED）预测危及器官可能实现的 DVH 范围，并将下限设定为 DVH 优化条件。基于模型的自动计划已被许多研究证实是可行且有效的。北京大学肿瘤医院的吴昊团队[22]将训练的容积旋转调强放射治疗模型用于不同体位的调强放射治疗计划优化中，自动计划的剂量分布在临床上是可以接受的，这些结果表明模型在不同技术和不同体位之间可以相互应用。

机器学习算法近年来在自动计划设计中大放异彩，相比于传统建模方法，它们的表现更为出色。2015年，Boutilier等[23]利用逻辑回归、多项逻辑回归（MLR）和加权K最近邻算法预测前列腺癌计划多个目标函数的最优权重，结果显示3种模型都能准确地预测最优值，模型间并无显著差异。Ma等[24]利用支持向量回归（SVR）建立模型来预测前列腺癌容积旋转调强放射治疗计划中危及器官的DVH，与之前根据靶区和危及器官位置关系预测DVH的研究不同，Ma等先得到只考虑PTV包绕的容积旋转调强放射治疗计划（PTV-only Plan），然后利用SVR模型将此计划的DVH与临床计划的DVH建立联系并训练模型，进而进行临床计划中危及器官的DVH预测，通过与Eclipse RP模型的比较，发现SVR模型在膀胱和直肠的DVH预测中更准确。这得益于PTV-only Plan不仅包含了靶区和危及器官间的几何位置信息，还包含了相关的剂量学信息。

（三）剂量分布的预测

由于DVH缺少三维空间剂量信息，因此研究者将目光转向了剂量分布的预测，三维的剂量分布预测可以帮助医生进行放射治疗方案的决策，协助设计者更快地完成高质量的计划。人工神经网络是一种预测剂量分布的工具，Campbell等[25]训练了胰腺癌SBRT中剂量分布预测的人工神经网络模型，平均剂量偏差在5%左右。随着卷积神经网络技术的发展，这种效率更高、内存消耗更少的算法开始广泛应用于剂量预测。U-Net是一种使用全卷积网络（CFCN）的算法（图4-12），最早用于语义分割和图像分割，后来被Nguyen等[26]用来预测前列腺癌调强放射治疗的剂量分布，PTV的预测偏差在2%左右，危及器官的预测偏差也小于5%。不过这是一种逐层的二维剂量预测，在靶区边缘层面，可能存在不确定性。因而基于三维的剂量预测方法相继提出，如三维U-Net、DoseNet、DoseGAN等，这些算法都可以准确预测出三维剂量分布。另外，还有许多深度学习算法如ResNet、DenseNet等也可以进行剂量分布的预测。

（四）通量图的预测

剂量分布的预测虽然提供了大量有用的信息，但仍然需要剂量模拟算法或优化算法才能转化为临床可执行的计划，为了进一步提高自动化程度，研究者尝试进行射野通量图的预测，这样就可以直接转化为可以执行的计划。Sheng等[27]利用随机森林模型预测全乳照射时切线野的通量图，并快速产生临床可以接受的放射治疗计划。Lee等[28]利用卷积神经网络预测前列腺癌调强计划的射野通量，得到的模拟计划与临床计划在靶区适形度和危及器官保护方面没有明显差别，但此研究没有说明作为输入的射野剂量图是如何得到的。针对这个问题，Wang等[29]利用两个卷积神经网络网络,第1个用于射野剂量预测,第2个用于射野通量图的预测,来快速产生胰腺癌立体定向放射治疗计划,自动产生的计划和标准计划类似,完全可以满足临床要求。

四、基于多目标优化的自动计划设计

如前所述,放射治疗计划设计过程是一个多目标优化过程,在于寻求靶区覆盖和危及器官躲避之间的平衡。数学上多目标优化的理论基础是帕累托最优解,指对于多个矛盾的优化目标,存在一个最佳的平衡状态,要提高其中一个目标的状态,就必须降低其他目标的状态,这些最优解形成的曲面称为帕累托曲面,最优解应该位于帕累托曲面上(图4-16)。传统的优化方法是通过不断的试错迭代来寻找和逼近帕累托最优解,因此如果调强计划设计时能够自动找到帕累托曲面,那么可以得到许多最优的计划供医生选择,然而由于存在多个优化目标,同时存在无限个最优解,这不仅需要大量的运算资源,而且医生选择时同样存在困难,如果可以用有限个点来构建帕累托曲面,就可以解决这个问题。Craft 和 Bortfield[30]从理论上证明了这种方法的可行性,通过头颈部调强计划的研究,他们发现对于N个独立的优化目标,N+1个计划就足以构建帕累托曲面,线性插值有限个最优解,就可以快速得到满足临床目标的最优计划。目前多目标优化已在 RayStation 和 Eclipse 计划系统上实现,通过一组滑块调节各目标的权重,快速准确地得到理想的计划。

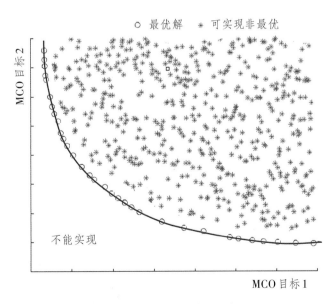

图4-16 二维帕累托曲面示意图。

由于产生 N+1 个计划需要大量的运算和更多的时间，如果可以在优化前就定义出理想的剂量标准和优先级，系统在这些标准的指导下即可找到一个最优的帕累托解，这就是先验多目标优化，而预先定义的剂量标准和优先级被称为"Wish list"。Erasmus MC 癌症中心的 Breedveld 等[31]开发了基于先验多目标优化的"Erasmus iCycle"调强计划自动设计软件，每个部位设置特定的"Wish list"。优化时，基于各优化目标的优先级依次达到目标，最终实现高质量的计划。

五、自动计划的应用场景

基于人工智能的自动计划不仅可以使设计者快速获得高质量的计划，而且由于自动计划具有快速、自动化、高质量及客观性的特点，其有以下几个方面的应用。

（一）用于计划质量的评估和验证

自动计划通常包含了以往优质计划的特点和经验知识，计划质量处于较高水平，可以用来评价一个新计划的优劣。

（二）用于比较不同技术的差别

在比较不同技术（如调强放射治疗和容积旋转调强放射治疗）的差别时，人工设计的计划可能存在主观偏见，而利用自动计划可以去除这些偏置，使结果更加客观，这在临床实验中十分重要。

（三）用于个体化治疗方法的选择

通过自动计划，可以快速比较不同治疗方法的差别，譬如调强放射治疗和质子计划的靶区覆盖和危及器官保护的差别，从而选择更合适的个体化治疗技术。

（四）用于自适应放射治疗

根据治疗前锥形束图像进行快速计划设计，实现精准治疗闭环。

六、人工智能在自动计划设计中面临的挑战

（一）高质量放射治疗计划的挑战

机器学习实际上是对数据的学习，数据质量决定了模型的效能，然而目前临床中获得大量高质量的放射治疗计划存在困难，这需要有经验的计划设计者花费大量时间进行不断积累，而且利用单个计划设计者的优质计划进行训练，容易将其主观误差包含进去。有研究发现，利用多个设计者的计划进行模型训练，其准确性更高。

(二)数据量的挑战

机器学习需要大量数据进行训练才能保证模型的准确,数据太少时,容易产生过拟合,这样模型的泛化能力下降。获得更多数据的办法是多机构合作,但目前不同机构之间缺乏统一的标准,譬如靶区的命名和勾画、剂量模式、治疗方式等不尽统一,这样的数据很难直接用于训练。因此,目前更多使用数学方法解决,一个办法是利用迁移学习,先利用大量自然图像训练模型,然后用少量的医学图像进行微调;另一个办法是数据增强,对原数据进行平移、旋转等得到更多数据用于模型训练。当然对于人工智能专家来说,还可以利用正则化来抑制过拟合的产生。

小结

随着计算机运算能力的提升和人工智能算法的进步,多种放射治疗自动计划设计方法快速发展,并已经开始应用于临床,不仅提高了效率,而且有利于提高计划的同质化水平。为了提高自动计划模型的准确性、有效性和适用范围,有必要开展多机构合作,确定统一的数据标准和治疗标准,获得更多高质量的数据进行模型优化,进一步提高泛化能力,在不远的将来人工智能会把计划设计者从烦琐的计划优化中解放出来,使他们有更多时间投入创造性工作中去。

第四节　人工智能在放射治疗质量保证中的应用

放射治疗是一个复杂的多环节医疗过程,从患者定位、靶区勾画、计划设计到计划实施,任何一个环节稍有疏漏,都将引起严重的后果。因此,严格的质量保证和质量控制,对于保证患者的有效治疗起到至关重要的作用。

目前,已有不少国家或国际组织(如欧洲放射治疗肿瘤学会、美国医学物理师协会等)发表了一系列与放射治疗质量保证和质量控制相关的研究报告,对放射治疗各环节需要达到的标准、放射治疗装置及其辅助设备的性能,给出了详尽的建议,有力推动了世界各国开展放射治疗质量保证和质量控制工作。近年来,我国也相继完成了《放射治疗质量控制基本指南》《医用电子直线加速器质量控制指南》《后装治疗机的质量控制和质量保证》《螺旋断层放疗系统的质量保证》《放射治疗记录与验证系统质量控制指南》《调强放疗剂量验证实践指南》等针对放射治疗技术和设备的指南,完善了放射治疗质控体系。但是规范化完成这些质控工作对放射治疗物理师来说存在巨大挑战,质控内容不仅包括设备的日检、周检、月检和年检,而且包括计划的剂量验证、误差辨识等,需要耗费大量的时间和精力。人工智能的发展为质控工作的自动化提供了机会,同时人工智能可以从大量的质量保证数据中进行学习,将经验转化为数据,将数据转化为知识。本节主要从人工智能在放射治疗计划自动核对、加速器的质量保证、IMRT/VMAT的计划质量保证、误差辨识等几个方面中的应用进行介绍。

一、基于人工智能的放射治疗计划自动核对

随着放射治疗技术的日趋复杂,其潜在的风险和隐患也越来越多,研究表明通过高年资物理师独立核对计划的方法可以有效降低放射治疗事故的发生。但计划的核对项目包括大量参数,人工核查不仅耗时费力,而且存在主观性和片面性,容易出现遗漏和错误。因此,研究者逐渐将目光转向自动核对系统的开发,目前的自动核对主要包括计划本身的核对和计划间核对。计划本身的核对主要保证放射治疗计划的信息与传输到记录验证系统(R&V)的信息一致,核对项目包括处方、剂量分割模式、射线能量、机器跳数(MU)、机架角、准直器角度、楔形板、补偿物、剂量率等。自动核对时,分别从计划系统和记录验证系统获取治疗相关的参数,生成结构化数据,针对不同项目制定相应的核对逻辑,从而实现自动独立核对。这种基于逻辑规则的方法虽然可以有效避免传输错误,但如果计划本身存在问题,逻辑核对无法发现。计划间核对可以弥补计划本身核对这方面的不足,其基本理念是对于类似的患者(相同的诊断、部位、治疗手段、剂量分割模式),其治疗参数应该具有相似性,如果某个患者的治疗参数偏离较大,则可能存在错误,需要进一步核查,目前计划间的核对方法主要有K-均值聚类分析和基于统计过程控制(SPC)的异常值检测。

(一)K-均值聚类分析

首先确定准则函数,一般用平方误差准则:

$$SSE = \sum_{i=1}^{k} \sum_{x \in C_i} \left| x - m_i \right|^2 \tag{4-17}$$

式中SSE是数据集中所有对象的平方误差总和,k为类簇数,x是给定的数据对象,m_i是簇C_i的平均值。

基本流程如下：

(1)确定k值，即我们希望数据经过聚类得到k个集合；

(2)利用主成分分析算法选择k个初始聚类中心；

(3)将数据随机分配到k个类簇中，计算每个簇的平均值，作为新的聚类中心；

(4)计算各个对象与各个聚类中心的距离，根据距离最小原则，重新分配所属的聚类；

(5)继续按照步骤(3)和步骤(4)进行迭代，直至准则函数收敛；

(6)基于距离进行异常值(孤立点)检测。

黄鹏等[32]利用K-均值聚类进行乳腺癌放射治疗计划的自动核查，选择K=4，将835例强调放射治疗计划分成4个类簇，其中3个类簇均监测出孤立点，经物理师核对后，发现孤立点对应的治疗计划要么靶区特殊，要么存在改进空间，说明聚类分析进行放射治疗计划的自动核对是有效且可行的。

(二)统计过程控制

SPC是应用统计技术对过程中的各个阶段进行评估和监控，利用控制图分析过程的稳定性，对过程中存在的异常因素进行预警。将SPC用于计划核对过程时(图4-17)，先根据以往类似的病例统计参数的平均值(X)、控制上限(UCL)和控制下限(LCL)，然后进行检测，如果新的参数位于UCL和LCL范围内，则认为正常；否则，判定为异常，需要进一步核对[33]。

二、基于人工智能的医用加速器设备质控

医用加速器的设备质量保证包括日检、周检、月检和年检，但这些检测过程都是

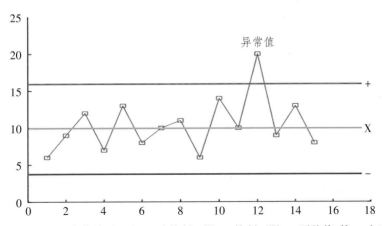

图4-17 基于SPC的异常值检测。注：+，为控制上限；-，控制下限；X，平均值；第12个为异常值。

发现误差后进行的修正,而不能避免设备误差的产生。机器学习模型可以根据加速器的质量保证数据预测设备性能,Li 等[34]利用加速器 5 年的日检数据,采用单隐藏层 6 节点的人工神经网络模型进行设备输出剂量和射野对称性的预测和验证,发现模型的表现良好,预测能力优于传统的自回归滑动平均(ARMA)模型。基于此模型,可以提前进行设备调节以保证其始终处于最佳性能。Zhao 等[35]利用机器学习对加速器的验收及年检射野数据进行建模,然后通过 10×10 射野的百分深度剂量(PDD)和离轴比曲线(Profile)预测其他尺寸射野的 PDD 及 Profile,误差在 1% 以内,将这种方法用于设备年检可以大大提高效率。Naqa 等[36]利用电子射野影像系统(EPID)采集特制质量保证模体的 EPID 影像,通过支持向量数据描述算法(SVDD)进行自动分类,并投影到高维空间显示,识别孤立点,这种自动方法可以进行机架下垂、射野偏移及多叶准直器偏差的自动识别,从而提高设备质控的自动化。

三、人工智能在调强放射治疗计划剂量验证中的应用

(一)通过率预测

IMRT/VMAT 是目前临床中应用广泛的放射治疗技术,由于其技术的复杂性,为保证患者治疗时接受的剂量同计划设计时一致,需要进行治疗前计划的剂量验证。γ 分析是比较测量剂量分布和计划剂量分布的常用方法,通常在选定 3%/2mm 的标准下,要求通过率大于 90% 才能用于临床,否则需要查找产生误差的原因并进行修正。调强放射治疗计划的剂量验证是一个费时耗力的过程,尤其是放射治疗患者的快速增多,给剂量验证工作带来了巨大挑战。如果可以提前预测计划的通过率,则可以大幅降低工作负担。大量研究表明,计划的复杂性和 γ 通过率之间存在相关性,不过表征复杂性的参数纷繁复杂,难以通过数学表达式进行直接描述,机器学习恰好适合处理这种多特征参数的提取和预测,因此近年来广泛用于计划通过率预测。基本流程如图 4-18 所示。

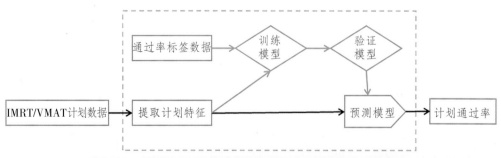

图 4-18 用机器学习进行放射治疗计划通过率预测的一般流程。

（1）首先收集临床中的 IMRT/VMAT 计划数据和剂量验证通过率数据,从计划文件中提取表征计划复杂性的特征,如子野面积、机器跳数、多叶准直器间距、多叶准直器叶片运动速度、多叶准直器叶片加速器、计划不规则度因子等。

（2）将这些特征作为输入,验证结果的通过率作为输出进行模型训练,机器模型可以选择回归模型、卷积神经网络模型、支持向量机模型和杂交模型。

（3）模型训练完成后进行验证和测试以确定模型的预测能力和泛化能力,通过后即可用于 IMRT/VMAT 计划剂量验证通过率的预测。

Valdes 等[37]利用 Poisson 回归和 Lasso 正则算法训练了强调放射治疗的 γ 通过率预测模型。预测通过率和实际通过率的误差在 3% 以内,后来进行了多中心验证,误差在 3.5% 左右。Seiji 等[38]利用 15 层的卷积神经网络进行预测,发现预测值和测量值之间存在线性关系。Hirashima 等[39]基于计划复杂度特征及剂量学特征,利用 XGboost 建立了 VMAT 计划的 γ 通过率预测模型,研究结果证明了机器学习在预测计划质量保证中的有效性和准确性。

（二）误差辨识

γ 通过率虽然是判断 IMRT/VMAT 计划验证结果的常用标准,但存在一定局限性,无法判定误差的来源。然而现代调强放射治疗是一个多环节的复杂过程,人工判别时,一般采用排除法对可能产生误差的因素逐个分析,工作繁重,效率低下。近年来,研究者利用机器学习进行误差辨识,取得了一定成效,基本流程如下(图 4-19)。

（1）根据预测通量图和测量通量图生成特征图,包括剂量差图(DDH)、一致性距离图(DTA)和伽马图,基于这些图像进行特征提取,作为模型的输入,将对应的误差类型作为输出,进行分类模型的训练。

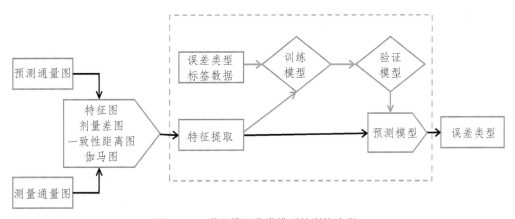

图 4-19 误差辨识分类模型的训练流程。

（2）用验证集和测试集进行模型的验证。

（3）利用训练好的模型进行误差辨识。

Nicholas等[40]利用人工神经网络模型和DDH建立了多叶准直器穿透因子误差及机器跳数校准误差的分类模型,利用卷积神经网络和DTA建立了多叶准直器叶片到位误差、源尺寸误差和摆位误差的分类模型,模型的分类准确性及特异性都在95%以上。Madoka等[41]利用基于组学的机器学习模型,对多叶准直器建模误差和位置误差进行辨识,达到很高的敏感性和特异性。Wolfs等[42]用卷积神经网络模型和伽马图不仅可以进行解剖结构变化、摆位误差及机械错误的初级分类,还可以分辨出每类误差的具体类型和幅度大小,证明了机器学习在误差辨识中的潜力。

小结

人工智能在放射治疗计划的质量保证中已取得显著性成果,不仅提高了计划执行的准确性,而且显著提高了效率,减轻了医师和物理师的工作负担,使更多患者获益。机器学习模型从简单的Poisson模型到深度学习模型再到复杂的杂交模型,逐步提高了预测和分类的准确性随着深度学习的发展,在放射治疗质量保证中将会发挥更大的作用。但不可忽视的是,机器学习在质量保证中的应用依然存在许多不足和挑战,如用于模型训练的数据质量需要提高、数据量需要增加、特征提取方法需要进一步优化,模型需要进行多中心验证,因此后面还有很长的路要走。基于人工智能的质量保证并不能完全替代传统的质控工作,而是协助物理师进行计划核对、设备质控、计划通过率提前预测、误差来源辨识等,从而提高工作效率。

第五节　人工智能在放射治疗
运动管理中的应用

胸腹部肿瘤,如肺癌、乳腺癌、肝癌、胰腺癌等,随着患者的呼吸运动而发生位移和形变。在放射治疗中,肿瘤位置及形状的变化将降低计划靶区的有效剂量覆盖率,并增加周围危及器官的受照剂量。目前,临床上的处理方式主要分为两种,一是通过屏息等限制措施减弱呼吸运动的影响,二是跟踪预测呼吸运动,在时间维度上优化放射治疗剂量,实现在自由呼吸下的放射治疗。自由呼吸状态下的呼吸预测方法是呼吸运动管理的研究热点,尤其是基于深度学习的人工智能技术的发展为该问题的解决提供了新的思路。本节重点介绍呼吸运动管理问题及人工智能技术在解决该问题中的应用现状。

一、呼吸运动特征及其对放射治疗的影响

胸腔有节律地扩大和缩小,称为呼吸运动。呼吸运动依靠呼吸肌的收缩和舒张进行。在吸气时,膈肌收缩,膈顶部下降,使胸廓的上下径增大。呼气时,正好相反,膈肌舒张,膈顶部回升,胸廓的上下径缩小。

在胸腹部肿瘤的放射治疗中,呼吸运动可导致体内器官和肿瘤发生较大的移动和变形。Erridge等[43]基于射野影像系统观察了25例非小细胞肺癌患者肺部肿瘤的运动轨迹,发现肿瘤侧向运动的距离为7.3mm±2.7mm,头脚方向为12.5mm±7.3mm,前后方向为9.4mm±5.2mm。呼吸运动引起的肿瘤及危及器官的位移和形变将严重影响放射治疗的精度。Giega等[44]在胰腺或肝脏肿瘤放射治疗的研究中发现患者的肿瘤在头脚和前后方向上最大运动幅度的平均值为7.4mm和3.8mm,将显著降低PTV的剂量覆盖。此外,呼吸运动还会使周围正常组织进入照射野,导致不必要的正常组织损伤。因此,胸腹部肿瘤在放射治疗时需要采取措施干预或补偿呼吸运动引起的误差。

二、放射治疗中的呼吸运动管理技术

为了克服呼吸运动在胸腹部肿瘤放射治疗中产生的不利影响,呼吸运动管理技术经过近几十年的发展与完善,已经成为提高运动肿瘤治愈率,减少周围危及器官并发症的重要手段。其主要内容包括以下几个部分:

(1)靶区外扩。临床靶区勾画完成后,考虑呼吸运动对靶区的影响,扩大临床靶区的边界形成内靶区(ITV),再外扩一定的摆位边界形成PTV,保证病灶区始终受到高剂量的照射。

(2)被动加压技术。应用各种装置对体位进行固定,并对胸腹部采用加压的方法限制肺、膈肌等器官或者组织的运动幅度,从而减少胸腹部肿瘤的位移和形变。

(3)主动呼吸控制技术。患者的呼吸信号可由主动呼吸控制装置持续监控,当吸气量或呼气量达到设定值时,呼吸阀关闭,从而制动患者呼吸,然后在此制动期进行放射治疗。

(4)呼吸门控技术。应用呼吸门控的患者可以自由呼吸。通过监测外置的或置于肿瘤中的标志物的运动，形成呼吸波形，当患者呼吸或肿瘤位置处于某一特定范围时，进行出束照射。

(5)实时跟踪技术。在患者自由呼吸的状态下，通过设备跟踪肿瘤靶区的运动轨迹，实时地调整照射野的位置或角度，使照射野与肿瘤靶区始终保持相对不变的位置关系。

这些运动管理技术在放射治疗应用中各有优势，但也存在一定的局限性。靶区外扩方法虽然保证了肿瘤靶区接受了较高的照射剂量，但扩大的靶区也造成了周围正常组织受照剂量增加，使放射并发症的概率升高。被动加压和主动呼吸控制技术以限制患者的自由呼吸为代价来达到减少肿瘤靶区呼吸运动位移的目的，对于基础条件较差的患者不适用。呼吸门控技术可实现患者在自由呼吸下治疗，但在治疗过程中，加速器出束不连续，治疗时间长，治疗效率低。

实时跟踪技术不需要像屏气技术那样控制患者的呼吸，也不会像呼吸门控那样需要加速器控制出束时间，同时又有较高的治疗精度，受到很多学者的关注。实时追踪技术主要分为直接跟踪技术和间接跟踪技术两种。直接跟踪技术，即治疗前在肿瘤内或者肿瘤附近植入多个金属标记物，治疗中通过诊断X线探测和追踪标志物的运动，达到实时追踪肿瘤运动的目的。该技术能够获取肿瘤准确的位置信息，但该过程是有创的，而且实时X线成像会增加额外的辐射剂量。间接跟踪技术，即治疗前在体表放置替代物，通过体表替代物的运动信息来间接表征体内肿瘤的运动情况。该方法简单易操作且没有创伤，是实时跟踪技术的研究热点，但其最大的问题是体外信号与肿瘤运动情况之间并没有恒定的规律，只采用体外数据并不能准确地表征体内的肿瘤运动信号。目前，该问题的主要解决思路是：①同步采集一段体内肿瘤-体表标志物运动数据建立关联模型；②以随后采集的体表标志物运动数据作为输入；③关联模型的输出即为体内肿瘤的运动信息，用于重新定位辐射束位置。该方法虽然解决了间接技术的准确性问题，但从体外信号获取到系统处理直至调整射野都需要一定的时间，无法做到实时响应，故需要使用预测算法先对体外信号进行预测来补偿系统延时。由于呼吸和肿瘤运动的复杂性，设计一个能够准确、连续地描述呼吸运动并进行预测的呼吸预测模型是非常困难的。人工智能尤其是深度学习技术的发展为该问题的解决提供了新的思路。

三、人工智能在呼吸运动管理中的应用

近年来,人工智能尤其是机器学习、深度学习等方法在图像分类、计算机视觉等领域取得了巨大成果。人工智能技术为放射治疗中呼吸运动问题的解决提供了新的方法。图4-20介绍了基于体外标志物的呼吸运动补偿技术的基本流程。本部分以该流程为主要框架,讲述人工智能在呼吸运动补偿技术中的应用。

(一)数据采集

放射治疗过程中,肿瘤运动可以通过影像学方法直接观察,如X线成像、X线透视、CT、MRI等,均具有出色的可视化效果,可以提供肿瘤实时信息。但通过影像确定肿瘤的位置数据是困难的,这依赖于极高的图像处理能力和医生的肿瘤勾画经验。目前临床常用基准标志物作为替代物采集肿瘤运动信息,主要分为内部标志物和外部标志物两种。内部标志物植入在肿瘤周围,一般为直径在1~2mm之间的金粒,可在X线透视下实时追踪其位置,实现肿瘤的精确定位。但因该方法有创,且存在辐射、气胸等风险,其使用存在一定的局限性。外部标志物附在患者胸部和(或)腹部,标志物的运动信息可以通过高清相机或者红外追踪系统采集,进而估算体内肿瘤的位置。体外标记法无创,没有辐射,可实现高频长时间取样,但其需要将内部运动与体外光信号关联,以保证体外采集的运动信息真实反映体内肿瘤的位置。基于体外标志物的呼吸运动预测和体内外运动信息的关联是目前呼吸运动管理研究领域的热点问题。

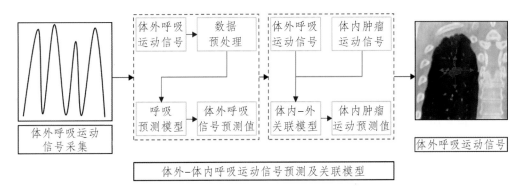

图4-20 基于体外标记物的自适应运动补偿方法。采集某患者体外呼吸运动曲线,输入呼吸预测模型,输出体外呼吸信号的预测曲线,随后将预测值输入体内-外关联模型,得到最终体内肿瘤运动的预测值。

赛博刀系统可以同时采集体内外呼吸运动信息。目前有开源的体外呼吸运动数据集可供下载,由乔治城大学医院的研究者提供[45],该院通过赛博刀光学跟踪系统采集了103例胸腹部肿瘤患者的呼吸记录,每位患者胸部贴有3个标志物,通过光学追踪装置记录每个标志物随呼吸活动的运动曲线。该数据库为目前呼吸运动预测研究中的常用数据库,本小节以该数据库作为模型介绍呼吸运动算法。

(二)数据处理

数据投入模型训练前需要对数据库中呼吸运动数据进行预处理。因采集呼吸运动数据的方式不同,预处理过程一般包括但不限于以下4个步骤,即数据截取、异常值删除、数据平滑、数据归一化。

1.数据截取

呼吸数据采集过程中,时间较长,数据点较多,且微小的动作如咳嗽、说话等都会造成呼吸曲线的巨大波动,为了后期模型训练更好地进行,需要对采集的数据进行数据截取。通过数据截取可以得到呼吸模式较好的呼吸曲线。例如前文提到的赛博刀数据,共306条呼吸运动曲线,每条曲线上约有10万个数据点,可以通过对数据的分析,每条曲线上截取一定数量的数据点,同时放弃存在明显错误的曲线,保留呼吸模式较好的曲线用于模型的训练。

2.异常值删除

异常值指的是样本中的一些数值明显偏离其余数值的样本点,也称离群点。在不同的数据中,鉴别异常值有不同的标准,常规有以下几种:

(1)数值超过某个标准值。主要是看数据中的最大值或最小值,依据专业知识或个人经验,判断是否超过了理论范围值,数据中有没有明显不符合实际情况的错误。

(2)数据大于±3标准差。3σ原则在数据服从正态分布的时候用得比较多,在这种情况下,异常值被定义为一组测定值中与平均值的偏差超过3倍标准差的值。

(3)箱形图法。箱形图是一种用作显示一组数据分散情况资料的统计图,它由2个数值点组成,即最小值(min)、下四分位数(Q1)、中位数(median)、上四分位数(Q3)和最大值(max),超出最大值和最小值的数据定位为异常值。

呼吸运动序列中的异常值将干扰实验结果的准确性,需要对异常值进行处理,以获得最佳的实验结果。需要注意的是,异常值带微弱主观性,判定没有固定标准,一些异常值也可能同时包含有用的信息,是否需要剔除,应由分析人员自行判断。

3.数据平滑

数据平滑处理一般是数据的预处理阶段的核心步骤。针对呼吸运动信号,可以采用Savitzky-Golay滤波器,该滤波器由Savitzky和Golay于1964年提出[46],随后广泛应用于数据流平滑和去噪,它是一种基于局部多项式最小二乘变换的时域变换方法。该滤波器的最大特点是在滤除噪声时保证信号的形状和宽度不变。

4.数据归一化

数据归一化(标准化)是一种简化计算的方式,通过等比例缩放数据,使之落入一个较小的特定区间。呼吸数据通过归一化处理,使数据分布在(0, 1)区间内,方便了后面的数据处理,同时也加快了模型的收敛速度和提高了模型的精度。

(三)呼吸预测算法

目前,呼吸运动预测方法主要分为两种:①基于模型的方法,使用特定的生物力学或数学模型来描述呼吸运动;②基于学习的方法,根据观察到的呼吸模式进行训练。

1.基于模型

基于模型的方法通过线性或非线性函数和预测系数进行呼吸运动的预测。常用的基于模型的方法包括卡尔曼滤波、差分整合移动平均自回归模型(ARIMA)、正弦模型等。

卡尔曼滤波是一种利用线性系统状态方程,通过系统输入输出观测数据,对系统状态进行最优估计的算法[47]。卡尔曼滤波器直接从历史位置数据估计内部抽象状态,并使用该状态预测未来运动。在呼吸预测中,卡尔曼滤波器状态可以使用新数据进行更新,非常适合线性动态系统,但当呼吸模式从一种线性状态改变到另一种线性状态时,预测精度会降低[48]。

差分整合移动平均自回归模型是时间序列分析中最常用的模型之一。Khashei等人[49]用该模型进行呼吸运动预测,把呼吸曲线的过去值、过去误差和当前值的线性组合作为预测的呼吸运动值,对相对稳定的呼吸信号,模型预测准确性较高。该模型假设未来时刻的值取决于过去值和现在值,且线性相关,但现实中呼吸模式比较复杂,包含非线性成分,因此需要进一步改进。

正弦模型是描述呼吸运动的简单模型,Lujan等人[50]利用此模型研究了呼吸运动对剂量分布的影响,他们假设呼吸的平均位置、呼吸幅度和呼吸周期是不变的,但实际上这些呼吸参数是随时间变化的。George等人[51]利用331组呼吸信号研究了这些参数的概率分布情况,发现它们在呼吸周期之间存在变异性,平均位置近似服从正态分布,呼吸幅度和呼吸周期近似满足对数正态分布。由于呼吸运动的随机性和波动性[52],用正弦模型在实际应用中往往难以得到满意的结果。

2.基于学习

与基于模型的方法相比,基于学习的方法多采用复杂程度更高的神经网络,从而提供更强的自适应能力和非线性来预测患者的呼吸运动,尤其是在呼吸模式不规则和模糊时。人工神经网络和循环神经网络是两种常用的基于学习的方法。

人工神经网络是一种常用的建模方法,它的灵感来自大脑中神经元的生物学行为,详细介绍见第2章。Murphy等[53]在2002年首次提出使用1~2神经网络进行呼吸运动补偿。人工神经网络通常由1个输入层、2~5个隐藏层和1个输出层组成。图4-21显示了用于呼吸信号预测的人工神经网络基本结构。在人工神经网络结构中,输入层接收呼吸曲线[X(t-n)…X(t)]并将其传递给隐藏层,隐藏层由具有可调整权重和偏差的神经元组成。使用反向传播方法迭代训练这些权重和偏差,直到达到成本函数的阈值。输出层最终输出未来呼吸信号X(t+n)的预测值X'(t+n)。Sun等[54]回顾性使用了138组从4DCT扫描中获得的呼吸信号(使用实时位置管理设备获取),构建了由自适应增强框架和多个人工神经网络组成的ADMLP-NN模型,预测未来的呼吸信号,并将结果和多层感知器神经网络(MLP-NN)模型进行了对比分析,结果显示以500ms延时预测为例,平均相关系数从0.83(MLP-NN方法)提高到0.89(ADMLP-NN方法),使用ADMLP-NN预测的500ms延时的均方根误差的平均值比使用MLP-NN预

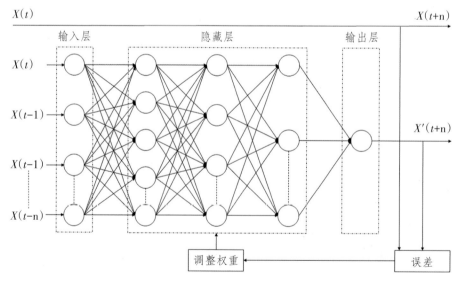

图4-21 预测信号幅度的人工神经网络结构。输入层接收呼吸曲线并将其传递给隐藏层,隐藏层由具有可调整权重和偏差的神经元组成。使用反向传播方法迭代训练这些权重和偏差,直到达到成本函数的阈值。输出层最终输出未来呼吸振幅的预测。

测的均方根误差平均值减少了27.9%。初步结果表明,ADMLP-NN呼吸预测方法比MLP-NN方法更准确,可以提高呼吸预测精度。其他研究也证实了人工神经网络或其变体结构在呼吸运动预测中的优越性[55,56],特别是对于具有非线性呼吸曲线的患者。人工神经网络的主要局限性在于忽略了先前输入的时序性。

循环神经网络是人工神经网络中的一种,主要用于处理时序数据,并利用反馈架构使来自先前隐藏层和输出层的信号反馈到当前隐藏层。通过这种方式,含有噪声的呼吸信号可以由来自输出的滤波数据修正,并使网络的响应变得平滑。但RNN隐藏层之间存在循环,使用梯度下降训练时计算代价很高,Lee等[57]采用扩展卡尔曼滤波器(EKF)对呼吸运动RNN网络进行训练,提高了训练效率,实现了在线训练。尽管RNN的体系结构更适合呼吸信号这种时序数据,但长时间关联会使梯度的范数要么爆炸到无穷大,要么收缩到零。

为了解决传统循环神经网络中可能遇到的梯度爆炸和梯度消失问题,人们提出了长短期记忆单元(LSTM)网络,并应用于语音识别、机器翻译等许多连续数据任务,得到了较为理想的效果,这种网络结构同样可以用于呼吸运动预测。Hui等[58]收集了1703组RPM数据,探讨了基于LSTM的呼吸信号预测通用模型的可行性,结果表明,与传统的人工神经网络模型相比,该模型取得了更高的精度。在预测窗口为500ms的情况下,LSTM模型在内部有效性数据中的平均绝对误差(MAE)为0.037,平均均方根误差(RMSE)为0.048,最大误差(ME)为1.687;在外部有效性数据中,平均MAE为0.112,平均RMSE为0.139,ME为1.811。研究者还对比了优化超参数的LSTM模型与使用默认超参数训练的LSTM模型的性能,发现优化模型结果的MAE降低了20%,表明调整LSTM模型的超参数可以获得更高精度。该研究证明了深度LSTM模型在呼吸信号预测中的潜力。

(四)关联模型

关联模型是将体内信号与体外信号联系起来的关键,通过选择合适的数学模型能够准确描述体内肿瘤运动信号与体外标志物运动信号之间的确定关系,并可以通过某种形式表达出来。模型的主要作用是通过得到的体外信号来计算体内肿瘤位置。

线性模型是最简单的关联模型[59]。模型可以表示为$y_i = ax_i + b$,其中,y_i是体内肿瘤的运动信息,x_i是体外标志物的运动数据,a是线性模型斜率,b为模型的偏移量。线性模型适用于短时间内变化不明显的信号,可以很好地关联。一些更加复杂的关联模型算法,如Ernst等[60]的SVR方法或Li等[61]的基于记忆学习的方法与简单的关联模型相比,需要更多的训练数据。

(五)关联–预测模型

实时追踪技术的两大核心问题为呼吸预测与内外关联,上面已经对两方面内容进行了介绍,而关联–预测模型即是对这两个问题的有效衔接,将不同的预测算法与内外关联结合在一起从而实现肿瘤靶区的实时追踪。Isaksson等[62]同时对预测算法和关联模型算法进行研究,他们的研究根据不同的预测延迟和更新率,对最小均方(LMS)自适应滤波器和人工神经网络进行了联合预测和相关性评估。结果表明,在平均情况下,人工神经网络方法具有较高的精度。

小结

本节主要介绍了呼吸运动特征对放射治疗的影响、基于体外标志物的运动补偿技术的优势、补偿技术的主要流程,以及人工智能技术在相关补偿技术中的应用。人工智能尤其是深度学习技术在体内–体外信号关联,以及体外呼吸信号预测上表现出优异的性能。随着深度学习技术的发展与呼吸运动数据的积累,人工智能在呼吸运动管理中将展现出越来越重要的作用。

本章小结

针对现代放射治疗中各环节面临的挑战,以机器学习为代表的人工智能技术提供了新的思路,本章主要从人工智能在放射治疗几个关键方面的应用方法及应用进展进行了介绍。第一节介绍利用改进的CycleGAN模型实现锥形束CT到CT、CT到MR的多模态图像转换,从而挖掘更多的信息。第二节介绍基于深度学习的靶区及危及器官自动勾画流程及实例,并概述了目前的成果及逐步进入临床实践的产品。第三节总结了目前人工智能在放射治疗计划自动设计中的发展情况,列举了自动计划的潜在优势及应用场景,并指出了目前存在的挑战。第四节将人工智能在放射治疗计划自动核对、加速器的质量保证、IMRT/VMAT的计划质量保证、误差辨识等几个放射治疗质控方面的应用进行了介绍,总结了应用流程,指出了不足及挑战。第五节在介绍目前放射治疗常用运动管理技术的基础上,重点说明机器学习在实时跟踪技术的关联模型及预测模型中的应用。随着人工智能技术的发展和高质量放射治疗数据的获取,人工智能和放射治疗的结合将愈加紧密,从而实现了放射治疗个体化、自动化和智慧化。

(张文学 王鹏 张鑫山)

参考文献

[1] Isola P, Zhu J Y, Zhou T, et al. Image-to-image translation with conditional adversarial networks [C]//Proceedings of the IEEE conference on computer vision and pattern recognition. 2017: 1125-1134.

[2] Zhu J Y, Park T, Isola P, et al. Unpaired image-to-image translation using cycle-consistent adversarial networks [C]//Proceedings of the IEEE international conference on computer vision. 2017: 2223-2232.

[3] Liang X, Chen L, Nguyen D, et al. Generating synthesized computed tomography (CT) from cone-beam computed tomography (CBCT) using CycleGAN for adaptive radiation therapy [J]. Physics in Medicine & Biology, 2019, 64(12): 125002.

[4] Jin C B, Kim H, Liu M, et al. Deep CT to MR synthesis using paired and unpaired data [J]. Sensors, 2019, 19(10): 2361.

[5] Pathak D, Krahenbuhl P, Donahue J, et al. Context encoders: Feature learning by inpainting [C]//Proceedings of the IEEE conference on computer vision and pattern recognition. 2016: 2536-2544.

[6] Liu C, Zhao R, Pang M. A fully automatic segmentation algorithm for CT lung images based on random forest[J]. Medical physics, 2020, 47(2): 518-529.

[7] Ibragimov B, Xing L. Segmentation of organs-at-risks in head and neck CT images using convolutional neural networks[J]. Medical physics, 2017, 44(2): 547-557.

[8] Nikolov S, Blackwell S, Zverovitch A, et al. Deep learning to achieve clinically applicable segmentation of head and neck anatomy for radiotherapy [J]. arXiv preprint arXiv: 1809.04430, 2018.

[9] Zhang T, Yang Y, Wang J, et al. Comparison between atlas and convolutional neural network based automatic segmentation of multiple organs at risk in non-small cell lung cancer[J]. Medicine, 2020, 99(34):e21800.

[10] Macomber M W, Phillips M, Tarapov I, et al. Autosegmentation of prostate anatomy for radiation treatment planning using deep decision forests of radiomic features[J]. Physics in Medicine & Biology, 2018, 63(23): 235002.

[11] Men K, Dai J, Li Y. Automatic segmentation of the clinical target volume and organs at risk in the planning CT for rectal cancer using deep dilated convolutional neural networks [J]. Medical physics, 2017, 44(12): 6377-6389.

[12] Men K, Zhang T, Chen X, et al. Fully automatic and robust segmentation of the clinical target volume for radiotherapy of breast cancer using big data and deep learning[J]. Physica Medica, 2018, 50:13-19.

[13] Lin L, Dou Q, Jin Y M, et al. Deep learning for automated contouring of primary tumor volumes by MRI for nasopharyngeal carcinoma[J]. Radiology, 2019, 291(3): 677-686.

［14］Liu Z, Liu X, Guan H, et al. Development and validation of a deep learning algorithm for auto-delineation of clinical target volume and organs at risk in cervical cancer radiotherapy［J］. Radiotherapy and Oncology, 2020, 153: 172-179.

［15］Milletari F, Navab N, Ahmadi S A. V-net: Fully convolutional neural networks for volumetric medical image segmentation［C］//2016 fourth international conference on 3D vision（3DV）. IEEE, 2016: 565-571.

［16］He K, Zhang X, Ren S, et al. Delving deep into rectifiers: Surpassing human-level performance on imagenet classification［C］//Proceedings of the IEEE international conference on computer vision. 2015: 1026-1034.

［17］Marrazzo L, Arilli C, Pellegrini R, et al. Automated planning through robust templates and multicriterial optimization for lung VMAT SBRT of lung lesions［J］. Journal of applied clinical medical physics, 2020, 21(6): 114-120.

［18］Boylan C, Rowbottom C. A bias-free, automated planning tool for technique comparison in radiotherapy-application to nasopharyngeal carcinoma treatments［J］. Journal of applied clinical medical physics, 2014, 15(1): 213-225.

［19］Stieler F, Yan H, Lohr F, et al. Development of a neuro-fuzzy technique for automated parameter optimization of inverse treatment planning［J］. Radiation Oncology, 2009, 4(1): 1-16.

［20］Shen C, Nguyen D, Chen L, et al. Operating a treatment planning system using a deep-reinforcement learning-based virtual treatment planner for prostate cancer intensity-modulated radiation therapy treatment planning［J］. Medical physics, 2020, 47(6): 2329-2336.

［21］Yuan L, Ge Y, Lee W R, et al. Quantitative analysis of the factors which affect the inter-patient organ-at-risk dose sparing variation in IMRT plans［J］. Medical physics, 2012, 39(11): 6868-6878.

［22］Wu H, Jiang F, Yue H, et al. Applying a RapidPlan model trained on a technique and orientation to another: a feasibility and dosimetric evaluation［J］. Radiation Oncology, 2016, 11(1): 1-7.

［22］Wu H, Jiang F, Yue H, et al. Applying a RapidPlan model trained on a technique and orientation to another: a feasibility and dosimetric evaluation［J］. Radiation Oncology, 2016, 11(1): 1-7.

［23］Boutilier J J, Lee T, Craig T, et al. Models for predicting objective function weights in prostate cancer IMRT［J］. Medical physics, 2015, 42(4): 1586-1595.

［24］Ma M, Kovalchuk N, Buyyounouski M K, et al. Dosimetric features-driven machine learning model for DVH prediction in VMAT treatment planning［J］. Medical physics, 2019, 46(2): 857-867.

［25］Campbell W G, Miften M, Olsen L, et al. Neural network dose models for knowledge-based planning in pancreatic SBRT［J］. Medical physics, 2017, 44(12): 6148-6158.

［26］Nguyen D, Long T, Jia X, et al. A feasibility study for predicting optimal radiation therapy dose distributions of prostate cancer patients from patient anatomy using deep learning[J]. Scientific reports, 2019, 9(1): 1−10.

[27]Sheng Y, Li T, Yoo S, et al. Automatic planning of whole breast radiation therapy using machine learning models[J]. Frontiers in oncology, 2019, 9: 750.

[28]Lee H, Kim H, Kwak J, et al. Fluence−map generation for prostate intensity−modulated radiotherapy planning using a deep−neural−network[J]. Scientific reports, 2019, 9(1): 1−11.

[29]Wang W, Sheng Y, Palta M, et al. Deep Learning−Based Fluence Map Prediction for Pancreas Stereotactic Body Radiation Therapy With Simultaneous Integrated Boost[J]. Advances in radiation oncology, 2021, 6(4): 100672.

[30]Craft D, Bortfeld T. How many plans are needed in an IMRT multi−objective plan database?[J]. Physics in Medicine & Biology, 2008, 53(11): 2785−2785.

[31]Breedveld S, Storchi P R M, Voet P W J, et al. iCycle: Integrated, multicriterial beam angle, and profile optimization for generation of coplanar and noncoplanar IMRT plans[J]. Medical physics, 2012, 39(2): 951−963.

[32]黄鹏, 田源, 胡志辉, 等. 利用聚类分析方法辅助核对患者放疗计划[J]. 中华放射肿瘤学杂志, 2016, 25(11):1218−1222.

[33]Furhang E E, Dolan J, Sillanpaa J K, et al. Automating the initial physics chart-checking process[J]. Journal of applied clinical medical physics, 2009, 10(1): 129−135.

[34]Li Q, Chan M F. Predictive time−series modeling using artificial neural networks for Linac beam symmetry: an empirical study[J]. Annals of the New York Academy of Sciences, 2017, 1387(1): 84.

[35]Zhao W, Patil I, Han B, et al. Beam data modeling of linear accelerators (linacs) through machine learning and its potential applications in fast and robust linac commissioning and quality assurance[J]. Radiotherapy and Oncology, 2020, 153: 122−129.

[36]El Naqa I, Irrer J, Ritter T A, et al. Machine learning for automated quality assurance in radiotherapy: A proof of principle using EPID data description[J]. Medical physics, 2019, 46(4): 1914−1921.

[37]Valdes G, Scheuermann R, Hung C Y, et al. A mathematical framework for virtual IMRT QA using machine learning[J]. Medical physics, 2016, 43(7): 4323−4334.

[38]Tomori S, Kadoya N, Takayama Y, et al. A deep learning-based prediction model for gamma evaluation in patient-specific quality assurance[J]. Medical physics, 2018, 45(9): 4055−4065.

[39]Hirashima H, Ono T, Nakamura M, et al. Improvement of prediction and classification performance for gamma passing rate by using plan complexity and dosiomics features[J]. Radiotherapy and Oncology, 2020, 153: 250−257.

[40]Potter N J, Mund K, Andreozzi J M, et al. Error detection and classification in patient-specific IMRT QA with dual neural networks[J]. Medical Physics, 2020, 47(10): 4711−4720.

[41]Sakai M, Nakano H, Kawahara D, et al. Detecting MLC modeling errors using radiomics-based machine learning in patient-specific QA with an EPID for intensity-modulated radiation therapy[J]. Medical Physics, 2021, 48(3): 991-1002.

[42]Wolfs C J A, Canters R A M, Verhaegen F. Identification of treatment error types for lung cancer patients using convolutional neural networks and EPID dosimetry[J]. Radiotherapy and Oncology, 2020, 153: 243-249.

[43]Erridge S C, Seppenwoolde Y, Muller S H, et al. Portal imaging to assess set-up errors, tumor motion and tumor shrinkage during conformal radiotherapy of non-small cell lung cancer[J]. Radiotherapy and Oncology, 2003, 66(1): 75-85.

[44]Gierga D P, Chen G T Y, Kung J H, et al. Quantification of respiration-induced abdominal tumor motion and its impact on IMRT dose distributions[J]. International Journal of Radiation Oncology* Biology* Physics, 2004, 58(5): 1584-1595.

[45]Ernst F. Compensating for quasi-periodic motion in robotic radiosurgery[M]. Springer Science & Business Media, 2011.

[46]Zawisza I, Yan H, Yin F. SU-C-BRF-07: A Pattern Fusion Algorithm for Multi-Step Ahead Prediction of Surrogate Motion[J]. Medical Physics, 2014, 41(6Part2): 98-98.

[47]Wang F, Balakrishnan V. Robust steady-state filtering for systems with deterministic and stochastic uncertainties[J]. IEEE Transactions on Signal Processing, 2003, 51(10): 2550-2558.

[48]Kalet A, Sandison G, Wu H, et al. A state-based probabilistic model for tumor respiratory motion prediction[J]. Physics in Medicine & Biology, 2010, 55(24): 7615-7631.

[49]Khashei M, Bijari M. A novel hybridization of artificial neural networks and ARIMA models for time series forecasting[J]. Applied soft computing, 2011, 11(2): 2664-2675.

[50]Lujan A E, Larsen E W, Balter J M, et al. A method for incorporating organ motion due to breathing into 3D dose calculations[J]. Medical physics, 1999, 26(5): 715-720.

[51]George R, Vedam S S, Chung T D, et al. The application of the sinusoidal model to lung cancer patient respiratory motion[J]. Medical physics, 2005, 32(9): 2850-2861.

[52]Priban I P. An analysis of some short-term patterns of breathing in man at rest[J]. The Journal of physiology, 1963, 166(3): 425-434.

[53]Murphy M J, Isaakson M, Jalden J. Adaptive filtering to predict lung tumor motion during free breathing[M]//CARS 2002 computer assisted radiology and surgery. Springer, Berlin, Heidelberg, 2002: 539-544.

[54]Sun W Z, Jiang M Y, Ren L, et al. Respiratory signal prediction based on adaptive boosting and multi-layer perceptron neural network[J]. Physics in Medicine & Biology, 2017, 62(17): 6822.

[55]Isaksson M, Jalden J, Murphy M J. On using an adaptive neural network to predict lung tumor motion during respiration for radiotherapy applications[J]. Medical physics, 2005, 32(12): 3801-3809.

［56］Tsai T I, Li D C. Approximate modeling for high order non-linear functions using small sample sets［J］. Expert Systems with Applications, 2008, 34(1): 564-569.

［57］Lee S J, Motai Y, Murphy M. Respiratory motion estimation with hybrid implementation of extended Kalman filter［J］. IEEE Transactions on Industrial Electronics, 2011, 59(11): 4421-4432.

［58］Lin H, Shi C, Wang B, et al. Towards real-time respiratory motion prediction based on long short-term memory neural networks［J］. Physics in Medicine & Biology, 2019, 64(8): 085010.

［59］Schweikard A, Glosser G, Bodduluri M, et al. Robotic motion compensation for respiratory movement during radiosurgery［J］. Computer Aided Surgery, 2000, 5(4): 263-277.

［60］Ernst F, Bruder R, Schlaefer A, et al. Correlation between external and internal respiratory motion: a validation study［J］. International journal of computer assisted radiology and surgery, 2012, 7(3): 483-492.

［61］Li R, Lewis J H, Berbeco R I, et al. Real-time tumor motion estimation using respiratory surrogate via memory-based learning［J］. Physics in Medicine & Biology, 2012, 57(15): 4771-4771.

［62］Isaksson M, Jalden J, Murphy M J. On using an adaptive neural network to predict lung tumor motion during respiration for radiotherapy applications［J］. Medical physics, 2005, 32(12): 3801-3809.

第 5 章
人工智能在肿瘤放射治疗预后中的应用

　　肿瘤已成为严重威胁人类健康的重大疾病之一,面对恶性肿瘤,绝大多数人都会"谈癌色变"。人们对肿瘤的恐惧,归根到底更多的是对于肿瘤治疗疗效和相应并发症的担忧。在过去,肿瘤治疗的预后与治疗方案相对孤立,借助常见的预后影响因素,如临床指征、基因突变等,建立经验模型进行预测,预测过程缺乏个性化,可能存在较大偏差。随着医疗技术迈向智能时代,肿瘤治疗也逐渐"智慧化",尤其在肿瘤放射治疗的过程中,其智慧理念得到了显著体现。放射治疗预后预测正是人工智能发挥潜力的一个方向,借助放射治疗大数据,深度考量多因素的内在联系和潜在作用,得到更加个性化的精确预后结果,使之与治疗形成更好的反馈机制。这对于治疗方案的适时调整和相关并发症的抑制具有重要作用,最终对于远期生存率的提升也会大有裨益。

第一节 肿瘤放射治疗疗效的常用评价指标

一、实体瘤的疗效评价指标

根据 RECIST1.1 的评价标准[1]，肿瘤病灶在基线水平上，将其分为可测量病灶与不可测量病灶。对于可测量病灶，要求至少有一条可以精确测量的径线（记录为最大径），其最小长度在 CT/MRI 为 10mm（扫描层厚为 5mm），在胸部 X 线成像上为 20mm。对于恶性淋巴结，病理学增大且可测量，单个淋巴结短径至少为 15mm。其他肿瘤病灶，包括小病灶和无法实际测量的病灶均定义为不可测量病灶。治疗效果评价必须使用与基线水平相一致的测量方法，保证评价的一致性。

对于肿瘤目标病灶，其客观缓解状态可分为以下 4 种情形：

（1）完全缓解（CR）。所有目标病灶消失，全部病理淋巴结（无论是否为目标病灶）短轴值必须＜10 mm。

（2）部分缓解（PR）。目标病灶最大径之和减少≥30%。

（3）疾病进展（PD）。目标病灶最大径之和至少增加≥20%，或出现新病灶。

（4）疾病稳定（SD）。目标病灶最大径之和缩小未达到 PR，或增大未达到 PD。

对于非目标病灶，其客观缓解状态可分为以下 3 种情形：

（1）完全缓解（CR）。非目标病灶消失，肿瘤标志物正常，所有淋巴结为非病理尺寸（短径＜10 mm）。

（2）未达完全缓解（PR）/稳定（SD）。非目标病灶减少，但一个或多个非目标病灶存在，和（或）肿瘤标志物高于正常，如病灶减少，但肿瘤标志物不正常，可判断为 SD。

（3）疾病进展（PD）。出现一个或多个新病灶和（或）非目标病灶明显进展。

二、患者生存情况的常用评价指标

对于患者生存情况的表述，常采用以下评价指标：

（1）生存率。患者生存情况常以患者生存率衡量，顾名思义即为经过某种治疗或系统治疗后在某一时间段内患者生存的概率。对于肿瘤患者，尤其是恶性肿瘤患者，生存率是体现治疗疗效的重要指标,常分为半年、1年、3年、5年、10年生存率等。

(2)总生存期(OS)。OS即随机化定义开始时刻至任何原因导致患者死亡为止的时间。

(3)无病生存期(DFS)。DFS即随机化定义开始时刻至疾病复发或由于疾病进展导致患者死亡为止的时间。

(4)无进展生存期(PFS)。PFS即随机化定义开始时刻至肿瘤发生(任何方面)进展或(因任何原因)死亡之间的时间。

(5)肿瘤控制率。经治疗后获得缓解和病变稳定的概率,作为疗效的辅助评价手段,其与病理分型、放射敏感性、瘤体大小、分期等因素高度相关,也是对疗效进行预测的重要手段。

小结

本节分别介绍了临床上实体瘤疗效的评价标准,以及患者生存情况的常用评价指标。这是我们客观描述肿瘤治疗效果的基本依据,拥有标准化的评价指标,对疗效进行客观量化,才能为进一步的疗效预测和更复杂的预后评估研究奠定基础。

第二节　肿瘤放射治疗疗效的预测

一、放射治疗疗效预测的常见影响因素

(一)一般临床特征

临床特征是进行临床诊断和治疗方案选择的基本依据,如肿瘤部位、病理分级、分期、KPS评分等,同时也影响着放射治疗的疗效。

在宫颈癌的放射治疗中,通常采用外照射和近距离照射相结合的方式进行治疗。虽然采用同样的放射治疗方式,但不同患者的预后并不一致,为了研究临床特征对预后的影响,Fan等[2]进行了治疗有效率和临床特征之间关系的探索。按照病理分型,分为鳞癌和腺癌两大类,依据实体瘤的疗效指标,总治疗有效率约为(治疗结束后3个月)85.3%和80.7%;按照大体分型,分为菜花型、结节型和溃疡型,总治疗有效率(治疗

结束后 3 个月)约为 86.4%、91.8% 和 75.0%;按照 FIGO 分期,分为 Ⅱ 期和 Ⅲ 期,总治疗有效率(治疗结束后 3 个月)为 88.2% 和 80.0%。显然,病理分型、大体分型和分期是放射治疗疗效的影响因素,但它们之间的相互作用,以及其他因素和具体的临床情况对放射治疗疗效都会产生影响,若要进行疗效预测,上述影响因素需综合考虑。

对头颈部肿瘤中常见的高级别脑胶质瘤(HGG),目前多采用以手术为主、放化疗结合的治疗方案,常采用 6MV X 线进行外照射,分次剂量为 1.8~2.0Gy,5 次/周,PTV 总剂量为 48~60Gy。Huang 等[3]选取 Ⅲ 级和 Ⅳ 级脑胶质瘤患者各 33 例,其中,KPS 评分≥80 分者 36 例,有癫痫症状者 34 例。均采取术后放射治疗的方式,手术全切者 36 例,非全切者 30 例,58 例为同步放化疗,术后至起始放射治疗的中位时间为 35 天(8~201天),使用回顾性随访方式(2~69 个月,中位随访时间为 30 个月),采用单因素进行预后分析,通过 Kaplan-Meier 法计算生存率,得到不同临床特征对治疗后生存率的影响,从计算结果可以发现,手术切除、KPS 评分、病理分级、有无癫痫等临床特征都会影响患者的生存率。

(二)基因序列特征

基因被称为"生命密码",而肿瘤中的绝大部分,尤其是恶性肿瘤,都是由于基因序列变化所致的细胞恶性增殖,所以"认清基因"对于肿瘤的治疗和预后有着至关重要的作用。近年来,随着分子生物学的发展和各种检测技术的变革,基因检测已经成为常规的技术手段,在肿瘤的诊断治疗中扮演着重要角色,同时,基因检测在肿瘤的放射治疗中,尤其是疗效预测和预后观察方面有着越来越多的应用。

在早期乳腺癌治疗中,大多数患者在保乳术后选择接受辅助放射治疗以预防局部复发风险,然而如何区分患者能否从放射治疗中获益是一个关键问题。Martin S 等[4]根据早期乳腺癌患者原发肿瘤的 27 组基因和患者年龄,通过 Servant、van de Vijver、Sjostrom 3 个公共队列数据训练出了辅助放射治疗强化分类器(ARTIC),并在 SweBCG 91-RT 临床试验的 748 例患者中进行验证。通过 15 年随访,发现 ARTIC 可以有效预测接受放射治疗的获益($P=0.005$),ARTIC 评分低的患者接受放射治疗获益较高,ARTIC 评分高的患者接受放射治疗获益较低(图 5-1)。另外 ARTIC 还可以预测出全乳放射治疗后的局部复发(LRR)风险($P<0.001$),提示高风险患者进行强化治疗。此项研究证明了基因在放射治疗预后中所起的重要作用。

(三)放射治疗方案

前面介绍了肿瘤患者的临床特征和肿瘤基因特征都可以影响患者的预后,实际

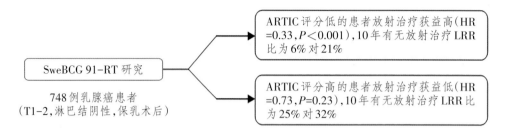

图5-1 ARTIC评分与放射治疗获益比较。

上放射治疗方案也是影响预后的重要一环。不同的放射治疗方案会对预后产生直接的影响,如靶区范围、靶区剂量分布、危及器官受量、器官运动、剂量分割模式等因素的不同将导致不一样的治疗结果。因此,有必要考虑各因素之间的相互作用及对放射治疗疗效的综合影响,从而实现精准预测。

二、基于人工智能的放射治疗预后预测

前文介绍了影响放射治疗疗效的几个重要因素,而对于预后情况的分析,尤其是对于疗效的预测,目前通常采用的是单因素分析或多因素分析。单因素分析只考虑单一因素预测,其结果偏差较大,显然不适合临床应用。多因素分析常用Cox比例风险模型、Logistic回归模型等,这类分析模型假设自变量和因变量之间存在线性关系[5]。对于临床肿瘤患者而言,病理分型、基因突变、肿瘤大小、年龄等多因素相互依赖、相互作用,构成了典型的非线性关系。常用的分析模型已越来越无法满足精准医学和个性化诊疗方案的要求,尤其在精确放射治疗领域,临床医学与数理科学高度融合,迫切需要新的方法进行精确预后分析。众所周知,人工智能可以用于复杂数据的非线性分析,为疗效的精准预测和个性化诊疗方案的精确指导提供强有力工具。

由于病理分型和基因信息的获取需要组织标本,而标本的获取需要手术或穿刺等有创操作,因此获得这些信息常常存在困难。医学影像学的飞速发展打开了一条新的道路,基于高清晰的影像数据,利用机器学习提取其中的海量特征信息,无创、快速地获取肿瘤及周围微环境的形态学、生物学信息,辅助肿瘤的诊断和治疗,这种方法称为影像组学。影像组学是人工智能的一种形式(其详细介绍和具体流程可参阅第3章第1节),可以将影像、基因、治疗方案与临床信息进行关联,因此广泛应用于肿瘤放射治疗的预后预测。

三、基于人工智能的放射治疗预后预测实例

(一)直肠癌放射治疗预后预测

Jin 等[6]选取 622 例放射治疗结合辅助化学治疗的患者作为研究对象,其中 321 例的 2568 次 MRI 扫描图像作为训练队列,其中 160 例患者作为独立验证队列,另外 141 例患者作为外部验证队列。MRI 序列包括平扫 T1、强化 T1、T2 和 DWI 4 个序列。对于每位患者,根据肿瘤在骨盆的位置,使用刚性配准,将 4 个 MR 序列组合成一个四维张量,作为网络模型的输入。使用 U-Net 模型进行特征提取和分割,使用多流孪生网络进行预后预测,通过模型训练和模型验证,成功预测了放射治疗结合辅助化学治疗患者的病理完全缓解率(pCR)。此研究表明基于影像特征的人工智能方法在放射治疗疗效预测领域,有着不容小觑的价值。

(二)宫颈癌放射治疗预后预测

Ochi 等[7]选取了 134 例宫颈癌患者,放射治疗方案采用外照射与近距离照射相结合的方式。选取 12 个影响因素作为特征值,分别为 6 个基本特征(年龄、FIGO 分级、病理分型、体力活动状态评分、血红蛋白含量、总蛋白含量),3 个辐射效应组织学分级特征(30Gy、40Gy、治疗结束)、3 个辐射效应细胞学分级特征(30Gy、40Gy、治疗结束)。采用人工神经网络进行训练,人工神经网络由经典的 3 层网络模型构成,分别为输入层、隐藏层和输出层,输入层节点数即为影响因素。研究者设计了 3 种预测模型,分别为只包含 6 个基本特征的模型,同时包含 3 个辐射效应组织学分级特征和基本特征值组合的模型,同时包含 3 个辐射效应细胞学分级特征和基本特征值组合的模型。隐藏层都设置为 25 个节点,以 67 例患者作为样本集进行训练,建立预测模型,对剩下 67 例患者的 5 年生存率进行预测,模型训练的迭代次数选择 10 000 次或者 SSE(估计值和真实值之间的误差平方和)小于 10^{-4},使用受试者工作特征(ROC)曲线评价人工神经网络模型的有效性,并与真实的 5 年生存率进行比较。结果显示,3 种预测模型均可有效预测 5 年生存率。其中,同时包含 3 个辐射效应组织学分级特征与基本特征值组合的模型,预测结果优于只包含基本特征值的模型,但同时包含 3 个辐射效应细胞学分级特征与基本特征值组合的模型,预测结果并未显著优于只包含基本特征值的模型。这也让我们认识到,通过人工智能可以有效进行预后的预测,为进行预后的预测提供了明确的可行性,但同时也说明,若要提升预测模型的精度,还需要进一步详尽考虑特征值该如何选取才能实现结果的最优化。

(三)非小细胞肺癌放射治疗预后预测

对于早期无法手术的非小细胞肺癌(NSCLC),目前认为立体定向放射治疗(SBRT)是首选的治疗方案。临床研究表明[8],SBRT的肿瘤控制率超过90%,同时具有较低毒性。肿瘤控制率虽然可以利用传统公式计算,但结果往往不是十分精确。为了研究基于机器学习的多因素特征模型能否提高肿瘤控制率的预测,Klement等[9]使用399例 I 期NSCLC患者作为队列进行研究,这些患者临床分期(IA或 IB)明确,随访时间为6个月。49例(12%)患者在6个月后的随访中出现局部复发。使用支持向量机和几个重要特征(生物等效剂量、年龄、KPS、1秒用力呼气容积)建立肿瘤控制率预测模型,敏感性和特异性为67.0% ± 0.5%和78.7% ± 0.3%,均高于基于生物等效剂量的传统公式计算结果。

除了支持向量机算法,其他机器学习算法也可以用于肿瘤控制率的预测。Naqa等[10]选取56例原发NSCLC患者作为研究对象,放射治疗采用三维适形技术,外照射60~84Gy(中位剂量为70Gy),选出23个影响因素定义为特征值,分别采用泊松模型、细胞杀伤等效均匀剂量(cEUD)模型、Logistic回归模型、SVM-RBF方法建模,对本组患者的肿瘤控制率进行预测。结果显示,在低风险(肿瘤控制率高)预测方面,几种算法的预测结果均与真实结果接近,但在高风险(肿瘤控制率低)预测方面,SVM-RBF表现最优。

(四)人工智能在放射治疗预后中的其他典型应用

除了上述几个方面,许多研究者利用人工智能进行了放射治疗后复发判断、淋巴结转移、生活质量等多个方面的预测,具体见表5-1。

基于机器学习的算法可以处理多种影响因素的非线性关系,从而实现更准确地预测结果,有利于放射治疗方案的个体化设计。

表5-1　人工智能在放射治疗预后中的典型应用

文献	样本数	输入向量	模型	结果
Li[11]	306	CT、MR、PET/CT	ANN、KNN、SVM	复发判断准确率为0.82
Kann[12]	270	CT	DNN、CNN	头颈部淋巴结转移风险的AUC为0.91
Anderson[13]	465	影像组学	决策树	放射学特征与肿瘤控制率高度相关
Zhang[14]	118	MRI	LASSO回归	放射学特征与无进展生存期高度相关
Qi[15]	86	DVH、生活质量评分	DNN	生活质量评分在3个月、6个月、9个月随访时的准确率为94%、92.5%、89.2%

小结

本节主要介绍人工智能在放射治疗疗效预测方面的应用。我们可以看到,肿瘤患者的预后不仅与选择的放射治疗方案有关,还受基因特征、临床特征等多种因素的影响,传统算法难以处理这种多因素之间的非线性关系,预测精度相对较差。人工智能恰好适合处理这种非线性问题,并已经在直肠癌放射治疗预后、宫颈癌放射治疗预后、非小细胞肺癌放射治疗预后及复发判断、淋巴结转移、生活质量评分等多个方面应用取得了显著的成果,充分显示了人工智能在放射治疗疗效预测领域所具有的潜力和优势。

第三节　肿瘤放射治疗常见并发症的预测

肿瘤的放射治疗是通过使用高能放射线对肿瘤细胞进行照射,以达到肿瘤细胞逐步消亡的目的。在杀灭肿瘤的过程中,周围正常组织不可避免地受到一定剂量的照射,这可能引起放射治疗并发症的出现。在临床中,多叶准直器的走位误差、摆位误差、器官运动等因素会造成正常组织受到超出计划预计的剂量,使并发症概率进一步提高。虽然,照射剂量是引起并发症的主要因素,但患者的临床特征、生物学特性、其他治疗情况都会影响并发症发生的概率和严重程度。因此,放射治疗并发症的预测也是一个多因素的非线性问题,传统的计算公式和线性算法存在缺陷,人工智能存在独特的优势。本节主要介绍目前人工智能在常见放射治疗并发症预测中取得的成果。

一、放射性肺炎的预测

在胸部放射治疗中,尤其是肺、纵隔和乳腺的放射治疗中常伴有放射性肺炎的出现,其发生率分别为 5%~50%、5%~10% 和 1%~5%[16],这不仅会限制对病变区的给量,而且会对患者的心肺功能造成不良影响,影响患者的生活质量。现有的预测模型主要为基于剂量特征预测,典型的模型如平均肺剂量(MLD)与放射性肺炎(RP)发生率 p_{RP} 之间满足如下关系[17]:

$$p_{RP} = exp\left(b_0 + b_1 \cdot MLD\right)\Big/\left[1 + exp\left(b_0 + b_1 \cdot MLD\right)\right] \tag{5-1}$$

其中,b_0=-3.87(-3.33,-4.49),b_1=0.126(0.100-0.153)/Gy,取95%置信区间。

上述预测方法只是单一的考虑了剂量的影响,忽略了患者体征与放射生物学的影响。Sangkyu等[18]选取54例接受根治性三维适形放射治疗的NSCLC患者进行研究,其中19例发生了放射性肺炎,在治疗开始和治疗中期分别测量了以下4种生物标志物的血清浓度,即α-2-巨球蛋白、血管紧张素转换酶(ACE)、转化生长因子、白细胞介素-6。除上述生物标志物外,将DVH和其他临床参数也定义为特征变量。采用贝叶斯网络(BN),同时考虑剂量特征和生物标志物特征,基于Koller Sahami滤波器的马尔可夫方法进行特征选择,利用马尔可夫链蒙特卡罗方法,对由观测数据和因果约束建立的贝叶斯网络进行估计。使用有限数量的高后验图估计放射性肺炎概率,并使用贝叶斯规则对最终的放射性肺炎概率估计进行平均。为了控制欠拟合和过拟合陷阱,采用基于自举重采样方法进行模型训练和验证,并以Logistic回归模型作为参照进行对比。可以发现,基于贝叶斯网络的放射性肺炎发生概率的预测性能要优于基于单个或多个特征值的Logistic回归模型的预测性能,这说明由单一剂量或单独生物标志物的预测,忽略了多因素的内在联系,存在着较大的局限性。

Valdes等[19]以201例接受SBRT治疗的Ⅰ期NSCLC患者为研究对象,选取61个特征值作为输入向量,并将这些特征值分为7个类(并发症、药物、剂量学参数、分割模式、分期、肿瘤位置、其他)。其中8例患者(4%)发展为放射性肺炎,通过决策树方法为每个特征确定了放射性肺炎相应阈值,详见表5-2,这些阈值可以为放射治疗的方案设计提供参考。Valdes等在此基础上对比了不同的机器学习算法(决策树、随机森林和RUSBoost)的预测准确度,证明机器学习可以有效地对放射性肺炎的发生进行预测,并指出随着样本量的增加,其预测准确度也会呈上升趋势。

二、放射性口腔炎的预测

在头颈部肿瘤的放射治疗中,放射所致的口腔黏膜损伤即放射性口腔炎较为常见,急性期患者口腔黏膜发红、水肿、糜烂、溃疡、易出血、疼痛、合并进食困难等。在2年后逐步出现以长期口干、味觉丧失、唾液腺萎缩、萎缩性舌炎等为典型症状的慢性放射性口腔炎,对患者的生活质量造成严重影响。因此,对于放射性口腔炎的发病预测至关重要,通过有效的预测,即可在治疗方案设定时为可能出现的情况给予充分考虑。

Dean等[20]以351例接受放射治疗的头颈部肿瘤患者作为样本库,利用放射治疗

表5-2 影响放射性肺炎的相关特征及独立阈值

类别	特征	阈值	肺炎发生率（n=201）
并发症	肺一氧化碳弥散量（DLCO adj%）	<38.5	23.5%对1.6%
剂量学参数	胸壁30cc剂量	>2498.8cGy	8.9%对0.8%
	皮肤10cc剂量	>1387cGy	11.8%对1.3%
	10%肺体积剂量	>701.2cGy	7.8%对0%
	肺平均剂量	>264.6cGy	7.6%对0%
	心脏15cc剂量	>83.2cGy	7.5%对0%
	心脏最大剂量	>114.8cGy	3.7%对0%
	气管4cc剂量	>34.85cGy	5.7%对0%
	肋骨最大剂量	>5423.85cGy	7.1%对1.7%
	15%肺体积剂量	>316.7cGy	6.6%对0%
剂量分割模式	分次数	3或5对4	6.9%对1.8%
	分次剂量	1000~2000cGy	6.9%对1.8%
风险因素	婚姻状况	结婚或离婚	6.3%对0%
	种族	白人	5.9%对0%
	体重	>153磅	6.6%对0%
分期	肿瘤大小（cm）	>3.45	25.0%对2.6%
	PTV体积（cc）	>32.8	11.5%对0.7%

剂量和其他临床数据建立急性严重口腔黏膜炎的预测模型。分别借助惩罚逻辑回归（PLR）、支持向量分类（SVC）和随机森林分类（RFC）进行建模和比较。通过100次迭代交叉验证，并使用AUC和校准斜率来评估模型性能，利用该模型探讨协变量与严重黏膜反应之间的关系，指出中、高剂量的受照与黏膜炎严重程度有关。其中RFC的建模效果最好，但后续依然需要改进，这也说明了机器学习对于放射性口腔炎的预测虽具有可行性，但仍有较大的提升空间。

三、放射性直肠炎的预测

宫颈癌属于常见妇科恶性肿瘤，放射治疗是其主要的治疗方式，但由于盆腔解剖结构复杂，宫颈或宫体肿瘤病灶与直肠、膀胱紧密相邻，容易造成直肠和膀胱出现并发症。目前，主要的解决办法是在治疗靶区勾画的过程中，通过规避危及器官，以达到减少直肠受照的目的。实际临床中，多叶准直器精度、摆位误差、器官运动等依然会造成直肠超量照射的情况，其中10%~20%的患者[21]会出现相应的便秘、腹泻、腹痛等一系列肠道炎症反应,进而出现放射性直肠炎,加重患者痛苦。因此,对于放射性直肠炎的预测具有重要的临床意义。现今,对于肿瘤放射治疗诱发的放射性直肠炎,更多地采用缓解局部症状和中医辅助治疗的方式。

现有文献表明[21],宫颈癌外照射患者出现急性放射性直肠炎的直肠平均受量为3.13~37.99Gy,中位剂量为20.72Gy,最早发生时间为2天,中位发生时间为22天。主要的影响因素包括肿瘤种类、分期、位置、靶区勾画、危及器官勾画、剂量、DVH分布等。至今,尚缺乏有效的预测模型,更多的是依据剂量和DVH分布进行经验估计。放射性直肠炎的预测属于典型的多因素问题,Zhen等[22]通过卷积神经网络(CNN)建立了初步的宫颈癌放射治疗所致放射性直肠炎模型,并进行了相应验证,证明了机器学习在放射性直肠炎的预测方面具有潜力。

四、放射性尿路损伤的预测

近些年,前列腺癌呈现上升趋势,已成为男性第2大癌症,前列腺癌患者整体年龄偏大,部分患者无法耐受手术,因此放射治疗也逐步成为前列腺癌的主要治疗方式。而放射治疗对于膀胱和尿路会带来不同程度的损伤,需要有效的模型对损伤进行预测,以对放射治疗方案进行优化,提高患者的生活质量。

Yahya等[23]选取754例接受外照射的前列腺癌患者,18个月内每3个月随访1次,以后每6个月随访1次,共随访5年。分别采用Logistic回归、弹性网络、支持向量机、随机森林、神经网络和多变量自适应回归样条(MARS)对尿路症状进行预测,以剂量-表面数据、并发症和药物摄入作为特征向量,预测了4种尿路症状(排尿困难、血尿、尿失禁和尿频),通过重复交叉验证构建模型,并使用AUC对各模型性能独立评估。结果表明,几种不同的机器学习算法均可用于放射性尿路损伤的预测,其中MARS具有较好的性能,是前列腺癌放射治疗后所致放射性尿路损伤的良好预测方式,但增加特征(如剂量分布)会使模型有进一步的提升空间。

小结

本节主要介绍人工智能在几种放射治疗常见并发症预测方面的应用。放射治疗并发症在临床中十分常见,对患者的治疗进程和生活质量都会造成不良影响,在实际临床诊疗过程中,借助人工智能获得个性化预测数据,将会辅助临床医生对治疗方案进行及时调整和修正,进而为整个诊疗过程提供更大的帮助,实现动态化治疗方案,达到减轻患者病痛,更好地为患者服务的目的。

本章小结

本章依次介绍了人工智能在肿瘤放射治疗疗效预测和放射治疗并发症预测中的应用,从中可以窥见,人工智能是解决放射治疗预后问题的一把利刃,并已经显示出巨大潜力。当前许多困难的临床问题,也都可以从人工智能解决方案中获益。在未来,随着大数据和人工智能技术的发展,我们有可能通过个体化精准预后预测,帮助完成理想的放射治疗方案设计,通过精确识别靶区和正常邻近组织,自动给出最佳辐射模式和照射方法,既能使疗效最大化,又能使毒性最小化及并发症最少化,以达到精准医学所期望的理想状态。

(张文学 吴君 张弘扬)

参考文献

[1] Eisenhauer E A, Therasse P, Bogaerts J, et al. New response evaluation criteria in solid tumours: revised RECIST guideline (version 1.1)[J]. European journal of cancer, 2009, 45(2): 228-247.

[2] 樊辉, 李国权, 姜聪, 等. 宫颈癌同步放化疗与单纯放疗的近期疗效及相关因素分析[J]. 大连医科大学学报, 2011, 33(3): 271-274.

[3] 黄维, 兰胜民, 曹建忠, 等. 高分级脑胶质瘤术后精确放疗预后影响因素分析[J]. 中华肿瘤防治杂志, 2013, 20(18): 1418-1421.

[4] Sjöström M, Chang S L, Fishbane N, et al. Clinicogenomic radiotherapy classifier predicting the need for intensified locoregional treatment after breast-conserving surgery for early-stage breast cancer[J]. Journal of Clinical Oncology, 2019, 37(35): 3340-3349.

[5] 周志华.《机器学习》[J]. 中国民商, 2016, 03(No.21):93-93.

[6] Jin C, Yu H, Ke J, et al. Predicting treatment response from longitudinal images using multi-task deep learning[J]. Nature communications, 2021, 12(1): 1-11.

[7] Ochi T, Murase K, Fujii T, et al. Survival prediction using artificial neural networks in patients with uterine cervical cancer treated by radiation therapy alone[J]. International journal of clinical oncology, 2002, 7(5): 0294-0300.

[8] 董百强, 王谨, 徐裕金, 等. 经倾向评分匹配后立体定向放疗与手术治疗早期非小细胞肺癌预后比较[J]. 中华放射肿瘤学杂志, 2018, 27(10): 890-894.

[9] Klement R J, Allgäuer M, Appold S, et al. Support vector machine-based prediction of local tumor control after stereotactic body radiation therapy for early-stage non-small cell lung cancer[J]. International Journal of Radiation Oncology* Biology* Physics, 2014, 88(3): 732-738.

[10] NAqA I E L, Deasy J O, Mu Y, et al. Datamining approaches for modeling tumor con-

trol probability[J]. Acta Oncologica, 2010, 49(8): 1363-1373.

[11]Li S, Wang K, Hou Z, et al. Use of radiomics combined with machine learning method in the recurrence patterns after intensity-modulated radiotherapy for nasopharyngeal carcinoma: a preliminary study[J]. Frontiers in oncology, 2018, 8: 648.

[12]Kann B H, Aneja S, Loganadane G V, et al. Pretreatment identification of head and neck cancer nodal metastasis and extranodal extension using deep learning neural networks[J]. Scientific reports, 2018, 8(1): 1-11.

[13]M. D. Anderson Cancer Center Head and Neck Quantitative Imaging Working Group. Investigation of radiomic signatures for local recurrence using primary tumor texture analysis in oropharyngeal head and neck cancer patients[J]. Scientific Reports, 2018, 8(1):1524.

[14]Zhang B, Tian J, Dong D, et al. Radiomics features of multiparametric MRI as novel prognostic factors in advanced nasopharyngeal carcinoma[J]. Clinical Cancer Research, 2017, 23 (15): 4259-4269.

[15]Qi X, Neylon J, Santhanam A. Dosimetric predictors for quality of life after prostate stereotactic body radiation therapy via deep learning network[J]. International Journal of Radiation Oncology, Biology, Physics, 2017, 99(2): S167.

[16]陈璐, 李志斌, 张德明, 等. 放射性肺炎研究进展[J]. 中国现代医学杂志, 2010, 20 (2): 281-284.

[17]Marks L B, Bentzen S M, Deasy J O, et al. Radiation dose – volume effects in the lung [J]. International Journal of Radiation Oncology* Biology* Physics, 2010, 76(3): S70-S76.

[18]Sangkyu, Ybarra, Norma, et al. Bayesian network ensemble as a multivariate strategy to predict radiation pneumonitis risk[J]. Medical Physics, 2015, 42(5): 2421-30.

[19]Valdes G , Solberg T D , Heskel M , et al. Using machine learning to predict radiation pneumonitis in patients with stage I non-small cell lung cancer treated with stereotactic body radiation therapy[J]. Physics in Medicine & Biology, 2016, 61(16): 6105-6120.

[20]Dean J A, Wong K H, Welsh L C, et al. Normal tissue complication probability (NTCP) modelling using spatial dose metrics and machine learning methods for severe acute oral mucositis resulting from head and neck radiotherapy[J]. Radiotherapy and Oncology, 2016, 120(1): 21-27.

[21]郑敏. 宫颈癌IMRT技术外照射时急性放射性直肠炎发生与剂量-体积-时间的关系 [D]. 广西医科大学, 2016.

[22]Zhen X, Chen J, Zhong Z, et al. Deep convolutional neural network with transfer learning for rectum toxicity prediction in cervical cancer radiotherapy: A feasibility study[J]. Physics in Medicine and Biology, 2017, 62(21): 8246-8263.

[23]Yahya N, Ebert M A, Bulsara M, et al. Statistical-learning strategies generate only modestly performing predictive models for urinary symptoms following external beam radiotherapy of the prostate: A comparison of conventional and machine-learning methods[J]. Medical physics, 2016, 43(5): 2040-2052.

第 6 章
人工智能在肿瘤放射治疗中的前景展望

现代放射治疗技术已发展至高精尖阶段,随着放射治疗新设备的应用和新技术的发展,对精准性的要求必将继续提高,放射治疗面临的挑战将进一步凸显。以机器学习为代表的人工智能技术应用于放射治疗的全流程,将实现放射治疗决策从标准化到个体化的转变,放射治疗计划设计从人工到自动化的转变,质量保证过程从烦琐到高效的转变,放射治疗实施从传统精准到自适应精准的转变。基于人工智能的智慧化放射治疗将开启放射治疗新的时代。

一、人工智能将开启智慧放射治疗新时代

(一)肿瘤放射治疗决策个体化

正确的诊断、合理的治疗决策是治疗成功的关键。机器学习和数据挖掘的分析方法可以发现肿瘤治疗和临床结果之间潜在的关系,通过该潜在关系构建预测模型,帮助医生判断患者能否从放射治疗中获益,从而决定是否推荐放射治疗。如果适合放射治疗,根据不同的放射治疗技术特点及大数据,可以利用人工智能选择出最适合的放射治疗技术。此外在放射治疗进行的过程中,用机器学习方法对采集的信息进行分析,可以有效了解患者的反应并进行预后预测,从而适时调整放射治疗方案,做到放射治疗决策的个体化。

(二)放射治疗计划设计自动化

人工智能在靶区和危及器官自动勾画、放射治疗计划自动设计中的成果已经初步应用于临床,极大地提升了工作效率和同质化水平。虽然目前在多个环节中还需要人工进行干预、评估和审核,但随着放射治疗标准化、高质量训练数据的获取和人工智能技术的进一步发展,放射治疗计划设计将实现全自动化。

(三)放射治疗质控自动化

人工智能在放射治疗计划自动核对、加速器的质量保证、IMRT/VMAT 的计划质量保证、误差辨识等几个方面已经取得了成效,虽然尚未形成完整的质控体系,但表现出了巨大潜力。随着人工智能的进一步发展,质控设备和质控方法将随之发生改变,体系完备的系统化质控结果将成为主体,从而形成完整的放射治疗自动质控方案,这既降低了人力成本,提高了效率,又更好地保证了质控的精确性和一致性。

(四)自适应放射治疗的临床实现

自适应放射治疗技术是在传统精准放射治疗基础上根据肿瘤大小、形态及位置变化实时调整放射治疗计划的一种技术,虽然已经提出了很长一段时间,但在线自适应需要快速的勾画和计划设计,因此在临床治疗中尚未实现。基于人工智能的自动勾画、自动计划、自动质控实现了放射治疗流程的快速完成,也使在线自适应精准放射治疗成为可能。

二、人工智能应用于放射治疗的挑战

(一)高质量大数据的挑战

数据是决定机器学习模型准确性和泛化能力的关键,而放射治疗中标准化、高质量的大数据获取还存在困难。首先,各机构之间标准并不统一,获得的数据难以形成高质量的结构化数据;其次,因为隐私和数据安全的问题,不同机构之间的数据共享受到多方面阻碍,难以形成大数据;最后,如何对获得的大数据进行客观的加密保护,如何对数据进行备份、对云资源进行访问控制也是需要解决的问题。

(二)人工智能应用于放射治疗临床的挑战

放射治疗临床中,对肿瘤的诊断和治疗决策需要具有人类可以理解的逻辑关系,即"可解释性"。但机器学习是个"黑盒"模型,虽然可以进行预测,但无法说明输入量和输出量之间的逻辑关联,可解释性差,所以在临床应用中存在困难。另外,机器学习模型的预测并非完全准确,需要更多数据的验证,特别是多机构数据的验证,然后才能协助医生进行临床治疗决策。

三、人工智能对放射治疗工作人员的影响

(一)工作内容的改变

放射治疗是一种需要医生、物理师、剂量师、治疗师和护士紧密配合、严格质控的高精度治疗手段,人工智能应用于放射治疗将会从多个方面影响放射治疗工作人员的工作内容。

对放射治疗医生来说,人工智能可以帮助他们从繁重的劳动(如靶区勾画)中解放出来,减少工作量,同时协助完成个体化治疗方案,这样他们可以把精力和时间放在提升专业技能、为患者提供更好的服务上。人工智能使物理师的工作重心从常规质量保证转变为非常规、高风险放射治疗问题的处理和新技术的开发上。人工智能在一定程度上可以代替剂量师完成放射治疗计划设计,剂量师会把更多精力用于复杂计划的设计。人工智能使治疗师的治疗工作更加精确、便捷(如基于人脸识别技术的患者信息自动调取等),同时也有助于进行摆位误差的分析、预测等。人工智能使护士在放射治疗患者管理、个性化照护、护理资源调配等方面的流程和效率都可能发生颠覆性改变。

（二）知识需求的改变

人工智能的发展提升了放射治疗工作人员的工作效率，同时也对他们的知识结构提出了新的要求。放射治疗医生需要具备信息整合和深层理解的能力，从而更好地进行治疗决策；放射治疗物理师需要了解机器学习的算法，并能够完成人工智能模型的验收和临床测试；剂量师需要熟悉各种人工智能模型，并能够完成基于人工智能的计划设计；治疗师需要了解人工智能并熟练操作基于人工智能的相关软件，从而更好地完成终端治疗；护士需要了解人工智能并借助人工智能简化繁杂的护理工作。

人工智能和放射治疗的深层次融合虽然还有很长的路要走，但相信通过本书的介绍，会有更多的人工智能专业人士关注放射治疗，也会有更多的放射治疗人士深入了解人工智能，放射治疗和人工智能融合的步伐进一步加快。在不久的将来，基于人工智能的深层数据挖掘、多维信息整合及快速高效的自动化解决方案，将使智慧放射治疗在临床中真正实现，从而完成个体化放射治疗的新变革。

（张文学　王克强）

索　引

B

百分深度剂量 100

半监督学习 30

保留法 33

被动加压技术 103

泊松模型 124

C

残差网络模块 11

差分整合移动平均自回归模型 107

常规放射治疗 4

池化 42

磁共振成像 4

D

电子射野影像系统 100

电子直线加速器 4

多层感知器 59

多层感知器神经网络 108

多模态影像 6

多目标优化 90

多叶准直器 4

F

反向传播 11

非线性支持向量机 24

辅助放射治疗强化分类器 121

辅助性放射治疗 5

G

个体化放射治疗 6

根治性放射治疗 5

姑息性放射治疗 5

钴-60远距离治疗机 4

过程控制 98

H

豪斯多夫距离 85

呼吸门控技术 104

混淆矩阵 33

J

机器跳数 98

计算机断层扫描 4

剂量差图 101

剂量推算算法 93

监督学习 22

交叉熵损失函数 35

交叉熵损失函数 84

交叉验证法 33

焦点损失函数 84

精原细胞瘤 5

精准医疗 15

局部感知野 41

聚类假设 31

决策树 27

均方误差 35

K

卡尔曼滤波 107

控制上限 99

控制下限 99

L

离轴比曲线 100

立体定向放射外科 4

流形假设 31

逻辑回归 23

M

密集连接模块 82

模型评估 21

模型训练 21

N

内靶区 103

P

帕累托模式 90

帕累托最优解 95

判别器 70

平滑假设 31

平均绝对值误差 35

朴素贝叶斯法 21

Q

前哨淋巴结活检 58

强化CT 77

强化学习 32

权值共享 42

全卷积网络 81

R

人工神经网络 37

人工神经元 37

人工智能 8

人机交互 12

容积旋转调强放射治疗 4

S

三维适形放射治疗 4

三维治疗计划系统 4

上腔静脉压迫综合征 5

深部X射线治疗机 3

深度卷积神经网络 14

深度空洞卷积神经网络 79

深度强化学习 32

深度学习 9

生成器 70

实时跟踪技术 104

受试者工作特征曲线下面积 57

数据清洗 20

数据收集 19

数据增强 81

随机法 33

随机森林 21

损失函数 71

T

特征工程 20

调强放射治疗 4

统计过程控制 99

图谱库 14

图像裁剪 80

图像引导放射治疗 4

图形处理单元 9

拓展指标 34

W

危及器官 5

无监督学习 28

X

现代放射治疗 4

线性可分支持向量机 24

线性支持向量机 24

胸部锥形束CT 77

虚拟计划设计网络 92

循环神经网络 83

Y

一致性距离图 101

预测剂量体积直方图 93

原发癌灶 5

Z

杂交模型 101

早期放射治疗 3

长短期记忆单元 109

正弦模型 107

支持向量回归 94

支持向量机 24

支持向量数据描述算法 100

直肠癌临床靶区 79

质量保证 7

质量控制 7

肿瘤控制率 15

重采样 81

主成分分析 29

主动呼吸控制技术 103

锥形束CT 6

自动勾画技术 78

自回归滑动平均模型 100

其他

Dice损失函数 84

k最近邻算法 22

K-均值聚类 28

Python语言 45

U-Net 82

U-Net变体 82

U型卷积网络 43

共同交流探讨
提升专业能力